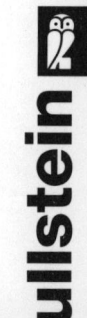

Das Buch

Handelsübliche Antibiotika sind für viele Ärzte nach wie vor das Arzneimittel erster Wahl bei bakteriellen Infektionskrankheiten. Die Nebenwirkungen vor allem auf den Magen-Darm-Trakt und das Immunsystem werden dabei häufig übersehen. Dabei bietet das Pflanzenreich natürliche Antibiotika, die ohne Nebenwirkungen ihre Kräfte entfalten. Heilen Sie sich selbst mit Knoblauch, Aloe vera, Propolis und vielen anderen Mitteln.

Die Autorin

Petra Neumayer arbeitet als freie Medizinjournalistin und Sachbuchautorin. Sie hat bereits zahlreiche Ratgeber zu den Themen »Alternative Heilmethoden« und »Biologische Krebsabwehr« veröffentlicht.

Petra Neumayer

Natürliche Antibiotika

Sanfte Heilung aus dem Pflanzenreich

Ullstein

Besuchen Sie uns im Internet:
www.ullstein-taschenbuch.de

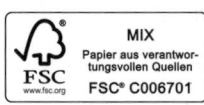

Originalausgabe im Ullstein Taschenbuch
10. Auflage 2011
© Ullstein Buchverlage GmbH, Berlin 2005
© 2003 by Ullstein Heyne List GmbH & Co. KG
© 2000 by Econ Ullstein List Verlag GmbH & Co. KG, München
© 1998 by Econ Verlag München – Düsseldorf GmbH
Umschlaggestaltung: HildenDesign, München
(unter Verwendung einer Vorlage von Petra Soeltzer, Düsseldorf)
Titelabbildung: Tony Stone/Steve Taylor
Die Ratschläge in diesem Buch sind von Autorin und Verlag sorgfältig
erwogen und geprüft; dennoch kann eine Garantie nicht übernommen werden.
Eine Haftung der Autorin bzw. des Verlages und seiner Beauftragten für
Personen-, Sach- und Vermögensschäden ist ausgeschlossen.
Satz: Dörlemann Satz, Lemförde
Gesetzt aus der Corporate-A der Firma Berthold
Papier: Pamo Super von Arctic Paper Mochenwangen GmbH
Druck und Bindearbeiten: CPI – Ebner & Spiegel, Ulm
Printed in Germany
ISBN 978-3-548-36600-5

Inhalt

Vorwort 7

Einleitung 9

Die Entdeckung des Penicillins 12

Die Wirkung von Antibiotika 21

Anwendung, Nebenwirkungen und Resistenzen 26

So helfen natürliche Antibiotika 42

Die wirkungsvollsten Antibiotika aus dem Schatz der Natur 48
   Aloe vera 48
   Grapefruitkern-Extrakt 56
   Knoblauch 61
   Propolis 67
   Teebaumöl 73
   Thymian 79
   Zwiebel 85

Weitere Pflanzen mit antibiotischer Wirkung 92
   Bergamotte 96
   Lavendel 98
   Oregano 100
   Gewürznelken 102
   Bohnenkraut 104

Wacholder 106
Zimt 107
Zitrone 109
Meerrettich 111
Senf 115
Brunnenkresse 117
Ringelblume 119
Lapachorinde 121

Infektionskrankheiten natürlich behandeln 123
Akne; Angina tonsillaris; Arteriosklerose; Arthritis;
Blasenentzündung; Bronchitis; Furunkel;
Grippale Infekte; Hautentzündung; Herpes;
Magengeschwüre; Magen-Darm-Infektionen;
Mittelohrentzündung; Nasennebenhöhlen-Entzündung;
Vaginale Entzündungen; Warzen; Wunden und
Verletzungen; Zahnfleischentzündung

Pilzerkrankungen natürlich behandeln 145
Candidamykosen; Balanitis; Bartflechte; Darmmykosen;
Fußpilz; Mundsoor; Nagelbettentzündung; Nagelpilz;
Pilzinfektionen der Vagina; Kopfschuppen;
Wäscherkrätze

Nachwort 157

Danksagung 160

Vorwort

Antibiotika gehören auf der ganzen Welt zu den meistverordneten Medikamenten. Ähnlich wie bei den Chemotherapeutika bei Krebs, der Schmerzmittelverordnung bei Rheuma oder der Diskussion um den Einsatz von Impfstoffen sind die Gegner und die Befürworter der Antibiotikatherapie in zwei Lager gespalten: Die einen verweisen zu Recht auf die Erfolge dieser Arzneimittel im Kampf gegen schwere Infektionskrankheiten, die in früheren Zeiten oft den Tod brachten und dank der Entdeckung und Weiterentwicklung des Penicillins heute ihren Schrecken weitgehend verloren haben. Auch Krankheiten wie Magengeschwüre, bestimmte Magenkarzinome und die koronare Herzkrankheit scheinen durch Bakterien zumindest mitverursacht zu werden und einer Antibiotikatherapie zugänglich zu sein.

Aber selbst im Lager der chemiefreundlichen Schulmediziner häufen sich in den letzten Jahren warnende Stimmen, die darauf hinweisen, daß die allzu großzügige Verwendung von Antibiotika zu einer tödlichen Gefahr für die Menschheit werden könnte, da hochgefährliche Krankheitserreger zunehmend resistent gegen chemische Antiinfektiva werden. Bei manchen Infektionen, die bis vor kurzem noch mit relativ harmlosen Mitteln behandelt werden konnten, müssen heute bereits nebenwirkungsreiche starke »Hämmer« eingesetzt werden. Und in Krankenhäusern erreichen die Resistenzen mitunter schon bedrohliche Ausmaße.

Schließlich gibt es aber auch die erklärten Gegner, die Antibiotika, außer in lebensbedrohlichen Situationen, ablehnen und einer ganzheitlichen Therapie der Infektionsvorbeugung und -behandlung mit natürlichen Mitteln und Methoden den Vorzug geben.

Ziel dieses Buches ist es, denjenigen, die bewußt die Verantwortung für ihre Gesundheit in die Hand nehmen wollen, zu zeigen, in welchem Rahmen auch natürliche, antibiotisch wirksame Substanzen die unkritische Anwendung chemischer Antibiotika ersetzen können.

Dadurch kann und soll natürlich nicht die Rolle des Arztes oder Heilpraktikers ersetzt werden. Aber das Bewußtsein für die Möglichkeiten und Vorzüge einer biologischen Therapie kann dadurch geschärft werden. Lassen Sie sich überraschen, wie viele verschiedene Heilpflanzen der Garten der Natur uns Menschen zur Verfügung stellt, die ebenso wie Antibiotika über eine bakterienhemmende oder gar bakterientötende Wirkung verfügen.

Einleitung

Nur wenige Arzneimittel haben die moderne Medizin so revolutioniert wie die Antibiotika. Mehr oder weniger durch Zufall hatten die Ärzte plötzlich einen Arzneistoff zur Hand, der schnell und zuverlässig zur Bekämpfung bakterieller Infektionskrankheiten verwendet werden konnte. Noch vor rund 60 Jahren waren Infektionskrankheiten die Haupttodesursache in der ärztlichen Praxis. Dank der Entdeckung des Penicillins durch Alexander Fleming haben Lungenentzündung, Tuberkulose, Gehirnhautentzündung, Typhus, Ruhr oder Blutvergiftung ihren Schrecken verloren und konnten praktisch über Nacht ausgeheilt werden – so schien es wenigstens. Schon bald nach der Einführung der Antibiotika in die Therapie häuften sich aber die Hinweise, daß Mikroorganismen wie die Bakterien, gegen die die neuen Arzneien so überwältigend schnell wirkten, lernen würden, auf die Bedrohung zu reagieren: Es bildeten sich sogenannte resistente Keime, denen der antibiotische Wirkstoff nichts anhaben konnte. Ein Wettlauf zwischen den Chemikern in ihren hochtechnisierten Labors und den Bakterien mit ihrer Fähigkeit, sich veränderten Lebensbedingungen anzupassen, begann und ist bis heute nicht beendet. Manche Forscher sind der festen Überzeugung, daß wir auf dem besten Weg sind, das Rennen zu verlieren.
Der massenhafte Einsatz der antibiotischen Wunderwaffe verstärkt den Effekt der Resistenzbildung enorm. Tödliche

Seuchen, die von antibiotikaresistenten Keimen verursacht werden, sind weltweit auf dem Vormarsch.

Auch wurde übersehen, daß durch das Abtöten der Keime die Funktion des körpereigenen Immunsystems nicht ersetzt werden kann. Bei häufigem Gebrauch wird das natürliche Gleichgewicht aus nützlichen Keimen und Mikroorganismen im Körper weitgehend zerstört und die Infektanfälligkeit steigt damit an. Die Folge davon sind die verschiedensten Beschwerden – von Abwehrschwäche über Verdauungsstörungen bis hin zu massivem Pilzbefall im Darm, im Unterleib, auf der Haut und schließlich auch im Blut und dem ganzen Organismus. Antibiotika verkommen durch den unüberlegten und massenhaften Einsatz zu wirkungslosen und sogar schädlichen chemischen Stoffen.

Ein Ausweg aus der kurz skizzierten Misere könnte sein, sich wieder vermehrt auf die Stoffe zu besinnen, die die Natur bereitstellt und selbst verwendet, um sich gegen Mikroorganismen zu schützen. In der Regel gehen von diesen natürlichen Antibiotika keine Nebenwirkungen aus, weder im akuten Fall, noch auf lange Sicht, etwa in Form der Schwächung des Immunsystems. Sie haben ihren Platz in der Behandlung und Verhütung leichter bis mittelschwerer Infektionen und können dazu beitragen, daß Antibiotika das bleiben, wozu sie gedacht waren: hochwirksame Medikamente bei schweren, lebensbedrohlichen Infektionskrankheiten.

Natürliche Antibiotika werden fast ausnahmslos aus Pflanzen gewonnen, die diese Stoffe entwickelt haben, um sich selbst wirkungsvoll gegen Bakterien, Viren und Pilze zu verteidigen. Diese Kleinstlebewesen befallen Pflanzen genauso wie Menschen und Tiere, um sich ernähren und fortpflanzen zu können, und schädigen den Wirtsorganismus dabei meist erheblich. Deshalb wirken viele der Naturstoffe nicht nur gegen Bakterien, wie die Antibiotika der ärztlichen Therapie, sondern auch gegen Pilze und Viren.

Die Kenntnis über die wichtigsten und wirkungsvollsten natürlichen Antibiotika ermöglicht Ihnen, sich und Ihre Kinder wirkungsvoll vor Infektionskrankheiten zu schützen und im Krankheitsfall schonend und effektiv zu helfen, ohne die teilweise erheblichen Nebenwirkungen starker Antibiotika in Kauf nehmen zu müssen. Denn natürliche, sanft wirkende und das Immunsystem anregende Heil- und Arzneipflanzen können, im Gegensatz zu chemischen Antibiotika, auch vorbeugend verwendet werden. Die naßkalte Jahreszeit verliert ihren Schrecken, und die chronische Neigung zu Erkältungskrankheiten, eitrigen Mandeln, Blasenentzündungen oder Hauteiterungen wird von innen heraus ausgeheilt. Das Immunsystem wird gestärkt, und Infektionen werden nicht unterdrückt, bevor sich körpereigene Abwehrkräfte entwickeln können.

Natürliche Antibiotika stehen uns heute in hochwertigen Präparaten zur Verfügung, die zu vernünftigen Preisen in jeder Apotheke oder jedem Reformhaus erhältlich sind und einfach angewendet werden können. Wer sich intensiver mit dieser Thematik beschäftigen will, wird sehr schnell sehen, daß es nicht schwer ist, in Heil- und Teepflanzen, Gewürzen oder ätherischen Ölen Verbündete gegen schädliche Mikroorganismen zu finden und dabei auch noch die Abwehrkräfte zu stärken. Natürliche Antibiotika werden in allen Kulturen der Welt seit Jahrtausenden mit Erfolg eingesetzt. Auch wenn erst die moderne Forschung des letzten Jahrhunderts es uns ermöglicht hat, die Wirkprinzipien dieser Stoffe zu verstehen, so beruht ihre Anwendung doch auf einer Fülle jahrtausendealter Erfahrungen. Moderne chemisch-pharmazeutische Technik gibt uns oft neue Möglichkeiten und Aufbereitungsverfahren, die Naturstoffe so wirkungsvoll wie möglich einzusetzen. Aber die Wurzeln der Behandlung stecken immer in den Kräften jahrmillionen alter Heilpflanzen und der aufmerksamen Beobachtung der Natur durch die Heilkundigen, Medizinmänner und Schamanen vergangener Jahrtausende.

Die Entdeckung des Penicillins

Die Verwendung von Antibiotika ist übrigens gar nicht so neu, wie uns die moderne Arzneimittelforschung glauben machen möchte. Schon vor über 4000 Jahren behandelte man in China Infektionen der Haut mit einer Salbe, die aus verschimmelten Sojabohnen hergestellt wurde. Amerikanische Indianer stellten aus angeschimmelten Maiskörnern eine Paste für denselben Zweck her. Heute wissen wir, daß Schimmelpilze antibiotische Substanzen herstellen können, um ihren Lebensraum gegen andere Mikroben zu verteidigen.

Keine Angst, Ihnen steht keine Auflistung medizinisch-historischer Daten von der Bronzezeit bis heute bevor, aber etwa bis in die Mitte des 19. Jahrhunderts sollten wir schon zurückgehen, um zu verstehen, wie es möglich war, daß Alexander Fleming im Jahre 1928 eine Substanz entdeckte, die in der Lage ist, Bakterien zu töten und den Grundstock für den Siegeszug eines neuen, revolutionären Arzneimittels legte.

Die Entdeckung krankmachender Mikroorganismen

Gehen wir in der Zeitskala zunächst in die zweite Hälfte des 19. Jahrhunderts zurück. Ohne so recht zu wissen, worauf seine Beobachtungen genau beruhten, begann der englische Chirurg Joseph Lister etwa im Jahre 1867 desinfizierendes

Karbolsäurespray zu verwenden und eine aufwendige Hygiene bei seinen Operationen walten zu lassen. Natürlich wurde er von seinen Kollegen zunächst nicht ernstgenommen, denn als ein vielbeschäftigter und gesuchter Chirurg gehörte es zum guten Image, wenn die Arbeitskleidung immer Spuren der umfangreichen medizinischen Tätigkeit ihres Trägers aufweisen konnte. Darüber hinaus wurden chirurgische Instrumente nicht wie heute desinfiziert und sterilisiert, sondern einfach nur abgewischt, bevor sie wieder zum Einsatz kamen. Lister hatte aber beobachtet, daß es gerade bei den vielbeschäftigten Männern, die es aus Unwissenheit an der nötigen Hygiene mangeln ließen, häufig Todesfälle nach Operationen und Entbindungen zu beklagen gab. Erst nach langen Diskussionen und vielen weiteren unnötigen Todesfällen übernahm das Krankenhaus, in dem Lister arbeitete, dessen Reinigungsmethoden, weil sich unwiderlegbar gezeigt hatte, daß er wesentlich weniger Todesfälle zu vermelden hatte als seine Kollegen. Wirklich erklären konnte zu dieser Zeit aber niemand die Zusammenhänge zwischen Sauberkeit und erfolgreich verlaufenden Heilungsprozessen nach Operationen und Entbindungen.

Im Prinzip hatten Louis Pasteur und Robert Koch den Zusammenhang zwischen den damals noch nicht sichtbar zu machenden Kleinstlebewesen und Erkrankungen schon längst vermutet und viele Indizien dafür gesammelt, aber Erkenntnisse, die sich nicht in das geltende Lehrsystem einfügen lassen, hatten es damals wie heute nicht leicht.

Auch die ersten Impfungen von Edward Jenner im Jahre 1800 gegen die Pocken gründeten auf der Annahme von Krankheitsstoffen, die die Erkrankung hervorrufen würden.

Eigentlich kannten die Wissenschaftler Mikroorganismen schon seit dem Jahre 1674, als der holländische Kaufmann Leeuwenhoek in einem Wassertropfen mittels des von ihm erfundenen Vergrößerungsapparates – dem ersten Mikroskop der Welt – »winzige Tierchen« beobachtete und seine Entdeckung auch der »Royal Society« in London mitteilte. Dort konnte man sich aber keinen Reim auf diese Beobachtung machen, betrachtete das Ganze als Kuriosität und verfolgte die Sache nicht weiter. Leeuwenhoek hatte natürlich Bakterien beobachtet.

Louis Pasteur gebührt wahrscheinlich der größte Ruhm in der Reihe der Forscher, die sich intensiv mit der Erforschung von Mikrolebewesen und ihrer Fortpflanzung und Verbreitung auseinandersetzten. Der von 1822 bis 1895 lebende französische Chemiker und Biologe konnte nachweisen, daß die Verrottung und Verwesung von Fleisch durch aus der Luft kommende Kleinstlebewesen verursacht wurden. Er lieferte wesentliche Erkenntnisse zum Verständnis der Gärungs- und Fäulnisprozesse, die einerseits z. B. bei der Brot- und Milchsäuerung oder der Hefegärung nützlich, andererseits aber auch für Fäulnis und Verwesung verantwortlich sind. Für die Medizin war seine größte Leistung aber ohne Zweifel die Infektionslehre, die auf der Beobachtung beruhte, daß Krankheitserreger auf verschiedenen Wegen in den Körper eindringen können, und daß Infektionen die häufigste Krankheitsursache sind.

Die Unterscheidung verschiedener Mikroorganismen

Robert Koch setzte die Folge bedeutender Forscher fort, die den Weg zur Entdeckung des Penicillins ebneten. Er entwickelte einen Nährboden aus Agar-Agar, einem stärkehaltigen Produkt aus der Rotalge, auf dem sich Mikroorganismen wunderbar vermehren und erforschen ließen. Kochs aufwendigen Forschungen war es zu verdanken, daß Bakterien unterschieden und klassifiziert werden konnten.

So wurde es auch möglich, Bakterien zur genaueren Bestimmung zu züchten, die in Gewebe, Blut, Urin, Speichel oder Eiter von Kranken gefunden worden waren.

Erwähnt werden muß in diesem Zusammenhang auch der Däne Hans Christian Gram. Er entwickelte 1881 einige Methoden, um Bakterien mit verschiedenen Farbstoffen zu markieren. Nicht alle Farbstoffe hafteten auf jedem Bakterientyp, so daß wieder eine zusätzliche Möglichkeit der Unterscheidung der Mikroorganismen gegeben war. Die nach dem Dänen benannte Gramfärbung wird auch heute noch in verfeinerter Technik in der medizinischen Forschung eingesetzt und war in der ersten Hälfte des 20. Jahrhunderts ein wichtiges Hilfsmittel, um die Wirksamkeit verschiedener Antibiotika auf diverse Keime festzustellen.

Die neue Idee: Bakterien abtöten

Der deutsche Forscher Paul Ehrlich entwickelte zur selben Zeit an der Pariser »Charité« sein Verfahren der Bakterienfärbung mit Methylenblau. Als Färbemittel für wissenschaftliche Untersuchungen war dieser Farbstoff im Gegensatz zu jenen des Hans Christian Gram nicht sonderlich geeignet, tötete er doch die Bakterien, mit denen er in Kontakt kam, sofort ab. Aber Paul Ehrlich hatte einen genialen Gedanken, der die Infektionsforscher elektrisierte: Man müßte Stoffe finden, die eine hohe Affinität speziell zu Bakterien haben, diese vernichten, aber den Organismus des Patienten weitgehend verschonen. Für uns ist dieser Gedanke zwar fast ein alter Hut, aber zur Zeit Ehrlichs, seine Abhandlung über das Methylenblau kam 1881 heraus, war es eine bahnbrechende Idee. Ehrlich beschäftigte sich in erster Linie mit Chemikalien und nicht mit organischen Stoffen, die wie das Penicillin von lebenden Zellen hergestellt werden, daher gilt er auch als Vater der Chemotherapie. Diese Therapie verwendet, mit unterschiedlichem Erfolg, Stoffe, die Krebszellen zerstören, ohne den Körper zu töten.

Mit dem Schimmelpilz gegen Bakterien

Weitere 15 Jahre später wurde das bakterientötende Penicillin erstmalig entdeckt. 1896 schrieb ein französischer Medizinstudent namens Ernest Duchesne seine Beobachtungen nieder, nach denen Schimmelpilze in der Lage zu sein schienen, eine Substanz zu produzieren, die Bakterien töten kann. Seine Arbeiten wurden nicht weiter ausgebaut und gerieten relativ schnell in Vergessenheit. Anscheinend war das Terrain für diese Entdeckung noch nicht ausreichend vorbereitet, und es fehlten noch wichtige Erkenntnisse und vor allen Dingen Bewußtseinsschritte auf dem langen Weg, aus einzelnen Mosaiksteinen eine schlüssige Infektionstheorie aufzubauen und an den richtigen Punkten in Forschung und Therapie anzusetzen. Sicher gehörte Duchesne zum Kreis der Leute, die die (Wieder-)Entdeckung des Penicillins gut 30 Jahre später ermöglichten. Auch dem schottischen Arzt Alexander Fleming gebührt der Ruhm, das erste hochwirksame Antibiotikum gefunden zu haben, nicht alleine. Doch alles der Reihe nach.

Fleming arbeitete während des ersten Weltkrieges als einer der Assistenten im Team des Arztes Almroth Wright am St. Mary's Hospital in London. Dieser versuchte Methoden zu entwickeln, um die Infektion von Verwundungen britischer Soldaten zu verhindern und die daraus resultierende Blutvergiftung zu bekämpfen. Wie in den meisten Kriegen früherer Zeiten starben auch im ersten Weltkrieg mehr Soldaten an den Wundinfektionen, als an den Verwundungen selbst. So wurden zu Forschungszwecken Abstriche aus infizierten Wunden auf die Koch'schen Agar-Nährböden aufgebracht, um die

Keime zu vermehren, zu erforschen und vor allem um nach Stoffen zu suchen, die diesen Keimen schaden konnten, ohne den Menschen zu sehr in Mitleidenschaft zu ziehen. Die von Lister in seiner antiseptischen Chirurgie verwendeten Desinfektionsmittel konnten nicht zur Therapie verwendet werden, denn sie waren giftig und hätten außerdem die Leukozyten, also die Abwehrzellen im Blut, schneller vernichtet als die eigentlichen Bakterien, so daß das körpereigene Abwehrsystem gnadenlos zusammengebrochen wäre. Wright erkannte als einer der ersten medizinischen Forscher die überragende Bedeutung des körpereigenen Abwehrsystems für die erfolgreiche Überwindung von Infektionen.

Körpereigene Abwehrkräfte gegen fremde Eindringlinge

1921 gelang Fleming ein erster Meilenstein in der Forschung: Er entdeckte das Lysozym, ein in Körperflüssigkeiten vorkommendes Enzym, das die Zellwände von Bakterien spalten und somit den Mikroorganismus töten kann. Da es ein Stoff ist, den der Körper selbst produziert, werden körpereigene Zellen natürlich nicht angegriffen. Fleming untersuchte Proben seiner eigenen Nasenschleimhaut, die er während einer Erkältungskrankheit entnommen hatte, und stellte fest, daß irgend etwas in der Schleimhaut enthalten war, das das Wachstum der Krankheitskeime einschränkte. Zunächst dachte er, daß es sich um Makrophagen, also Freßzellen, handeln müßte, die die Bakterien auflösten, fand dann aber schnell heraus, daß es sich um ein Eiweiß, genauer um ein Enzym handelte. Dieses Enzym ist bei guter Abwehrkraft des Organismus zum Beispiel in der Tränenflüssigkeit oder eben in den Schleimhäuten des Nasen-Rachen-Raumes zu finden und verhindert, daß sich Bakterien aus der Luft so ohne weiteres ansiedeln können. Die Konzentrationen an Lysozym, die Fleming fand, waren aber viel zu gering, um mit sehr gefährlichen, hochaktiven Bakterien fertig zu werden, und weder er noch seine Zeitgenossen setzten die Untersuchungen fort. Aber der Fund einer körpereigenen Substanz mit Abwehrkraft gegen Mikroorganismen bestärkte erstens die Theorie Wrights von der enormen Bedeutung des Immunsystems und gab weitere wichtige Hinweise darauf, daß die Natur eine Vielzahl von Stoffen hervorgebracht hat, die dem Schutz vor Infektionen dienen können.

Die Zeit schreitet fort, wir nähern uns dem Jahr 1928, und es wird langsam spannend. Wie so oft beruht die Entdeckung eines Stoffes auf einem Zufall, der, gepaart mit der Aufmerksamkeit und Genialität eines begabten Forschers, zu bedeutenden Erkenntnissen für die Behandlung von lebensbedrohenden Infektionskrankheiten führt. Zeitgenossen berichten über Fleming, daß er einen ausgeprägten Spieltrieb hatte. Billard und Golf gehörten zu seinen Lieblingsbeschäftigungen. Mitunter soll er auch mit Bakterienkulturen und unterschiedlichen Färbemitteln aus Spaß richtige kleine lebende Gemälde in die Untersuchungsschalen gezaubert haben. Eine gewisse »limitierte Schlamperei« hatte wohl ihren Platz in Flemings Labor. So konnte es schon einmal passieren, daß eine Kulturschale vergessen wurde und bis zur Unbrauchbarkeit in einem Winkel des Labors auf eine entsorgende Hand wartete.

Der entscheidende Augenblick

Ähnlich muß es mit »der« Schale gegangen sein, die die entscheidende Erkenntnis brachte: Fleming soll eine Kulturschale mit Staphylokokken, einem der weitverbreitetsten Erreger, nur ungenügend verschlossen auf einem Tisch stehengelassen haben, bevor er sich in den wohlverdienten Urlaub begab.

Als er wieder zurück an seinem Arbeitsplatz die Schale entdeckte, fand er, daß sie von einem anderen Keim aus der Luft verunreinigt worden war. Statt das scheinbar unbrauchbar gewordene Ding einfach wegzuwerfen, untersuchte er es genau und stellte fest, daß die Staphylokokken in einem kreisförmigen Bereich rund um die eingedrungenen Keime abgestorben waren. In anderen Bereichen der Schale wuchsen und gediehen die Bakterien aber prächtig. Der Nährboden an sich war also in Ordnung, die neuen Mikroorganismen mußten in der Lage sein, eine Substanz zu produzieren, die ihnen einen genügend großen Umkreis zum Überleben und zur Vermehrung freihielt. Fleming fand heraus, daß ein Schimmelpilz, der zum Beispiel auch für den Brotschimmel verantwortlich ist, namens Penicillinum notatum, seine Bakterienkultur verunreinigt hatte. Er isolierte den Stoff, der die Keime tötete, und nannte ihn Penicillin. Fleming experimentierte mit dem Penicillin noch rund drei Jahre und fand heraus, daß es gegen manche Bakterien wirksam war, gegen andere aber überhaupt nicht. Auch stellte sich der Erfolg gegen einzelne Keime nicht immer ein, weil die Konzentrationen an Penicillin, mit der Fleming arbeitete, nicht bei jedem Versuch hoch genug war. Jedenfalls erschien ihm die Sache zu unsicher, und er veröffentlichte 1931 die letzte Arbeit über Penicillin. So vergingen die Jahre bis 1939, ohne daß ein wirklicher Durchbruch gelungen war.

Die Wiederentdeckung des Penicillins

Dann wurden in Oxford die Forscher Howard Florey, Ernst Chain und Norman Heatley erneut auf die Arbeiten von Alexander Fleming aufmerksam und entwickelten von 1940 bis 1941 Methoden, um Penicillin zu isolieren und in ausreichenden Konzentrationen herzustellen. Der zweite Weltkrieg, der

inzwischen in Europa tobte, trieb die Forscher zu größten Anstrengungen, und etwa ab 1942 wurde in Amerika, das von Bombenangriffen verschont geblieben war, Penicillin hergestellt.
Die Forscher hatten damals für ihre ersten Versuche mit Penicillin am Menschen gerade einmal soviel von diesem Antibiotikum zur Verfügung, wie heutzutage in einer einzigen Antibiotikaspritze enthalten ist!
1945 schließlich mußte sich Fleming den Nobelpreis für Medizin mit Florey und Chain teilen. Wie wir gesehen haben, sind die bedeutenden Entdeckungen in der Naturwissenschaft fast immer das Ergebnis einer ganzen Reihe von verschiedenen Forschungsarbeiten.

Alexander Fleming wurde 1881 als Sohn einer schottischen Farmerfamilie in Darvel, Ayrshire geboren. Mit seinem Bruder Robert ging er an die medizinische Schule der Londoner Universität im St. Mary's Krankenhaus. Sein Bruder wurde Augenarzt und Alexander arbeitete von 1928 bis 1948 im St. Mary's Krankenhaus. 1938 wurde er Professor für Bakteriologie, 1943 Mitglied der Royal Society für Naturwissenschaften und 1944 zum Ritter geschlagen. 1945 bekam Sir A. Fleming zusammen mit Howard Florey und Ernst Chain den Nobelpreis für Medizin. 1955 verstarb Fleming im Alter von 74 Jahren.

Die Wirkung von Antibiotika

Jetzt ist es aber wirklich an der Zeit, einmal zu definieren, was ein Antibiotikum im Sinne der heutigen Schulmedizin eigentlich ist. Der griechische Begriff bedeutet »gegen das Leben«. Wenn Sie den Duden der Mediziner, das »Klinische Wörterbuch« nach Prof. Dr. Dr. W. Pschyrembel zur Hand nehmen, können Sie nachlesen, daß »Antibiotika« ein »Sammelbegriff für bestimmte Stoffwechselprodukte von Schimmelpilzen, Streptomyceten oder Bakterien und deren semisynthetische Abwandlungsprodukte (...) mit hemmender oder abtötender Wirkung gegen Viren, Bakterien, Pilze, Protozoen, auch Körperzellen« ist. Im engeren medizinischen Sinn werden aber nur Wirkstoffe, die Bakterien bekämpfen, als Antibiotika bezeichnet. In der Regel sind sie gegen Viren und Pilze wirkungslos.
Der wichtigste Faktor für die Brauchbarkeit eines Antibiotikums in der Therapie ist, daß die Vorgänge im Stoffwechsel des zu bekämpfenden Mikroorganismus, die das Antibiotikum beeinflußt, sich soweit wie möglich von denen unserer eigenen Körperzellen unterscheiden, damit letztere nicht geschädigt werden und die Nebenwirkungen gering bleiben.
Seit der Entdeckung des Penicillins sind mehrere Tausend antibiotisch wirksamer Stoffe in der Natur entdeckt oder im Labor entwickelt worden. Aus diesem großen Pool an Wirkstoffen konnten diejenigen ausgesucht werden, die einen größtmöglichen antibiotischen Effekt mit relativ geringen Neben-

wirkungen erzielen. In den USA sind etwa 500, in Deutschland mindestens 200 antibiotische Präparate im Handel, die teilweise ganz spezielle, eng gefaßte Anwendungsgebiete haben. Die Antibiotikaforscher haben es etwas leichter als die Mediziner, Chemiker und Pharmazeuten, die Chemotherapeutika zur Krebsbehandlung suchen, da Krebszellen ja körpereigen und den gesunden Körperzellen nahe verwandt sind. Deshalb haben sogenannte Zytostatika zur Krebsbehandlung in der Regel erheblich schwerere Nebenwirkungen als Antibiotika. Aber auch Antibiotika haben es in sich; von leichten Magenverstimmungen bis hin zu schweren allergischen Reaktionen ist einiges an unerwünschten Begleiterscheinungen möglich, von den verheerenden Effekten auf die natürliche Darmflora und das Immunsystem, bei häufiger Einnahme, einmal ganz abgesehen. Doch mit dieser Thematik wollen wir uns etwas später beschäftigen.

So wirken Antibiotika

Antibiotika greifen im wesentlichen in drei verschiedene, lebenswichtige Abläufe des Bakterienstoffwechsels ein.
Die am besten erforschte Antibiotikagruppe zerstört die Zellwand der Bakterien. Zu dieser Gruppe gehören zum Beispiel die sogenannten β-Lactam-Antibiotika, zu denen die Penicilline und die Cephalosporine zählen. Die Bakterienzellwand unterscheidet sich grundlegend von der Umhüllung menschlicher Zellen, so daß die unmittelbaren Nebenwirkungen dieser Antibiotika relativ gering sind, von allergischen Reaktionen und den langfristigen Auswirkungen einmal abgesehen. Ist die Wand des Bakteriums geschwächt oder zerstört, geraten wichtige biochemische Prozesse in Unordnung, und das Bakterium stirbt ab, oder es kann sich nicht mehr vermehren. In diesem Zusammenhang sollten gleich einmal zwei Begriffe

erklärt werden, die oft im Zusammenhang mit Antibiotika erwähnt werden: *Bakterizid* wirkende Antibiotika vermindern die Keimzahl, das heißt, sie zerstören Bakterien, *bakteriostatische* Antibiotika dagegen hemmen die Keimvermehrung, so daß die vorhandenen Keime quasi eines natürlichen Todes sterben oder vom Immunsystem entgültig erledigt werden. Bakterien können bei ungehemmter Zellteilung ihre Zahl etwa alle 20 Minuten verdoppeln und überrennen so das Abwehrsystem des Körpers durch ihre bloße Menge.

Andere Antibiotika bremsen oder blockieren die Funktion von Bakterienenzymen, ohne die chemische Reaktionen in der Bakterie nicht möglich sind. So hemmen Sulfonamide, die übrigens komplett künstlich im Labor hergestellt werden, ein Enzym, das für die Bildung der lebenswichtigen Folsäure im Bakterium nötig ist. Menschliche Zellen, die ebenfalls Folsäure brauchen, werden dadurch nicht beeinträchtigt.

Aminoglykosid-Antibiotika wie Streptomycin, Gentamicin oder Tobramycin beeinflussen die Bildung der lebenswichtigen Eiweißstoffe im Bakterium. Es handelt sich bei diesen Stoffen um hochwirksame Arzneimittel, die gespritzt werden müssen, um im ganzen Körper zu wirken, und die teilweise schwerste Nebenwirkungen hervorrufen, da sie nicht optimal zwischen bakteriellen und menschlichen Zellen unterscheiden können. So kam es nach Streptomycin-Behandlungen mehrmals zu bleibenden Hörschäden. Auch schwerste Nierendefekte, Hautausschläge und die Zerstörung des Knochenmarks wurden bei Antibiotika dieser Gruppe beobachtet. Sie werden deshalb in hoher Dosierung nur noch bei sehr schweren Infektionskrankheiten unter klinischer Überwachung eingesetzt.

Schließlich können Bakterien wirksam bekämpft werden, wenn man ihre Zellteilung, also die Verdopplung unterbindet. Hier gibt es wieder eine ganze Reihe von Ansatzpunkten, über die verschiedene Antibiotika die Zellteilung von Bakterien unterbinden. So stört der Gyrasehemmer Ciprofloxacin das Enzym DNA-Gyrase, das zwar in ähnlicher Form auch in menschlichen Zellen vorliegt, sich aber doch soweit unterscheidet, daß es von dem Antibiotikum nicht mit dem Bakterienenzym verwechselt wird. Andere Antibiotika verhindern die Bakterienteilung auf gänzlich anderem Wege. Es würde jedoch im Rahmen dieses Buches zu weit führen, all diese Vorgänge im Detail zu schildern.

Nun könnte man sich natürlich fragen, warum es notwendig ist, so viele verschiedene Antibiotika zu entwickeln und anzuwenden. Hätte Herr Fleming vor seinem Urlaub eine Kulturschale mit Enterokokken, einer anderen Gattung von Bakterien als die Staphylokokken, um die es sich damals handelte, in seinem Labor offen stehenlassen, so wäre nichts Außergewöhnliches passiert. Der Schimmelpilz wäre zwar auch in der Schale gelandet und hätte versucht, sich mittels seines antibiotischen Wirkstoffes Platz zu schaffen, wäre aber kläglich gescheitert. Enterokokken, die zum Beispiel Harnwegsinfekte, Wundinfektionen und selten gefährliche Herz- oder Gehirnentzündungen hervorrufen können, lassen sich von dieser Form des Penicillins nämlich nicht weiter beeindrucken.

Die zahlreichen Bakterienstämme unterscheiden sich in ihrem Aufbau und in ihren Stoffwechselfunktionen so stark voneinander, daß auch Antibiotika mit ganz unterschiedlichen Wirkmechanismen notwendig sind, um den jeweiligen Bakterientyp zu schädigen. Manche Bakterien reagieren auf das eine oder andere Arzneimittel einfach nicht, sind also unempfindlich.

Wirkt ein Antibiotikum auf eine besonders große Zahl von Bakterien, so spricht man von einem Breitbandantibiotikum. Außerdem sind Bakterien Lebewesen, die in den Jahrmillionen ihres Überlebenskampfes schon mit ganz anderen Problemen fertiggeworden sind, als sie die Antibiotika darstellen.

Damit wird auf die Bildung von sogenannten Resistenzen hingewiesen, die wir später noch ausführlich besprechen werden. Manche Keime entwickeln relativ schnell eine Unempfindlichkeit gegen Antibiotika, auf die sie anfangs einwandfrei reagiert haben. Aus dieser enormen Fähigkeit der Anpassung an sich ändernde Lebensumstände entstehen für die Mediziner und die ganze Menschheit enorme Bedrohungen, die sich mit Beginn der großzügigen Antibiotikaverordnungen der letzten Jahrzehnte abzeichneten und wohl wegen der Euphorie über die neue Wunderwaffe vernachlässigt wurden.

Anwendung, Nebenwirkungen und Resistenzen

••••••••••••••••••••••

Bei der Einnahme von Antibiotika sind generell folgende Regeln zu beachten:
- Antibiotika sind hochwirksame Arzneimittel, die niemals nach eigenem Gutdünken eingenommen werden dürfen. Bringen Sie angebrochene Antibiotikapackungen, die nicht aufgebraucht worden sind, zurück in die Apotheke zur Entsorgung. Nehmen Sie diese Arzneimittel keinesfalls ein, wenn die Beschwerden »so ähnlich« sind, wie zu dem Zeitpunkt, zu dem der Arzt Ihnen das Mittel verschrieben hat! Sie riskieren dabei erhebliche Nebenwirkungen und die Gefahr der Bildung von überlebenden, äußerst widerstandsfähigen Keimen, die dann nur noch auf sehr starke Mittel ansprechen. Manche Antibiotika haben auch nur eine begrenzte Haltbarkeit und die Einnahme ist nach dem Verfallsdatum mit zusätzlichen Risiken verbunden.
- Geben Sie Antibiotika niemals an andere Personen weiter!
- Wenn Sie einmal angefangen haben, ein Antibiotikum zu nehmen, dürfen Sie es nicht eher absetzen, als der verschreibende Arzt angeordnet hat, auch dann nicht, wenn die Krankheitssymptome bereits verschwunden sind! Es kann sonst zur Bildung von Keimen kommen, die gegen das jeweilige Antibiotikum unempfindlich sind und nur mehr auf stärkere Mittel mit erheblich schlimmeren Nebenwirkungen reagieren.
- Chemisch definierte Antibiotika gehören ausschließlich in

die Hand von Ärzten, die über Auswahl und Dosierung geeigneter Mittel Bescheid wissen. Leider werden Antibiotika auch von Medizinern viel zu häufig und unter falschen Voraussetzungen verschrieben. Doch auch davon später.

Die wichtigsten Antibiotikagruppen mit den häufigsten Nebenwirkungen

β-Lactam-Antibiotika

Zu dieser Antibiotikagruppe, die die Zellwand der Bakterien schädigt, gehören im wesentlichen die Penicilline und die Cephalosporine. Diese Antibiotika sind bakterizid, d.h., sie töten Bakterien. Allerdings nur solche, die sich gerade vermehren, weil die Wirkstoffe in einen Stoffwechselprozeß der Bakterien eingreifen, der nur stattfindet, wenn neue Bakterienwände gebildet werden. Keime, die gerade inaktiv sind, überleben die Antibiotikatherapie und sind für Rückfälle und Therapieversager besonders bei Patienten mit schwachem Abwehrsystem verantwortlich.

Penicilline haben ein relativ breites Wirkungsspektrum gegen viele verschiedene Keime und werden hauptsächlich bei Infektionen im Bereich der Ohren, des Nasen-, Rachen- und Halsraumes und des Atemtraktes eingesetzt. Schwerwiegende Nebenwirkungen sind relativ selten. Die größte Gefahr besteht in einer allergischen Reaktion, die sich im schlimmsten Fall zum tödlich endenden anaphylaktischen Schock steigern kann. Diese Schockreaktion liegt allerdings in der Natur der Allergie begründet und kann auch auftreten, wenn ein Mensch, der gegen Erdbeeren hochgradig allergisch ist, aus Versehen ein Nahrungsmittel ißt, das Erdbeeren enthält.

Cephalosporine wirken gegen zahlreiche Erreger von Infektionskrankheiten des Atemtraktes, der Nieren und Harnwege und bei Wundinfektionen. Sie sind oft eine Alternative für penicillinallergische Patienten, da äußerst selten eine Allergie auf beide Antibiotikaarten besteht. Die akuten Nebenwirkungen der Cephalosporine sind ebenfalls relativ gering, selten treten Nierenschäden und allergische Reaktionen auf. Besonders ältere Patienten können mit Blutgerinnungsstörungen reagieren.

Aminoglykosid-Antibiotika

Diese an sich hochwirksamen Antibiotika werden nur mehr in schweren Fällen gespritzt oder finden in Salben und Tropfen für die lokale Anwendung, zum Beispiel am Auge, im Mund oder auf der Haut, Verwendung. Die Gefahr einer Schädigung von Herz, Nieren und Nerven ist bei der Gabe als Injektion verhältnismäßig hoch. Schwangere und Säuglinge sowie Kleinkinder dürfen Aminoglykosid-Antibiotika nicht einnehmen, Hirnnerven könnten unmittelbar geschädigt werden.

Tetracycline

Diese Wirkstoffe sind wie die Penicilline relativ nebenwirkungsarm. Sie hatten ursprünglich ein sehr breites Wirkungsspektrum, das aber immer weiter zusammenschrumpft, da mehr und mehr Keime unempfindlich auf Tetracycline werden. Typische Nebenwirkungen sind Übelkeit, Magenkrämpfe und Durchfälle sowie die Verfärbung der Zähne im Entwicklungsstadium bei Kleinkindern. Selten wurden Leberschäden beobachtet. Tetracycline werden bei bestimmten Formen von Bronchitis und Lungenentzündung sowie bei einigen chronischen Hauterkrankungen eingesetzt.

Makrolid-Antibiotika

Zu dieser Gruppe gehört das relativ bekannte und verbreitete Erythromycin, das oft als Alternative zu Penicillinen oder Cephalosporinen verwendet wird. Es ist ein Breitbandantibiotikum, das auch bei seltenen Infektionen der Lunge verwendet wird, bei denen andere Antibiotika kaum ansprechen. Es ist auch das Mittel der Wahl bei der Toxoplasmose, einer sehr schweren Infektionskrankheit, die ein ungeborenes Kind bereits in der zweiten Schwangerschaftshälfte bekommen kann und wodurch es dann mit schweren Schädigungen zur Welt kommt. Nebenwirkungen sind Störungen der Leberfunktion, Magen- und Darmbeschwerden und in sehr seltenen Fällen Hörstörungen, die meist wieder zurückgehen.

Gyrasehemmer

Die DNA, eine Kette aus Nukleinsäuren, die den gesamten genetischen Code zur Vermehrung einer Zelle enthält, ist bei Bakterien anders aufgebaut als bei höheren Lebewesen. Die Gyrasehemmer wirken auf ein DNA-Enzym ein, das bakterientypisch ist, und hemmen die Zellteilung. Diese Antibiotika werden eingesetzt, wenn Allergien auf andere Antibiotika bestehen. Sie wirken besonders bei Infektionen der Harnwege, des Atemtraktes und der Haut. Auch der Helicobacter pylori, ein Bakterium, das nach neueren Erkenntnissen für Magengeschwüre zumindest mitverantwortlich ist, wird von Gyrasehemmern zerstört. Nebenwirkungen sind Übelkeit, Magenschmerzen und Durchfall. Selten, aber dafür schwerwiegend, treten Kopfschmerzen, Schwindel, Depressionen, Schlafstörungen und Erregungszustände auf. In der Schwangerschaft und der Stillzeit sowie an Heranwachsende vor Abschluß des Wachstums dürfen Gyrasehemmer nicht verabreicht werden, da die Gefahr einer Schädigung der Wachstumszonen der Knochen und Gelenke besteht.

Folsäureantagonisten

Die bekanntesten Vertreter dieser Gruppe sind die bereits erwähnten Sulfonamide. Für den Menschen sind sie nicht unmittelbar schädlich und wirken auf Bakterien nur hemmend, nicht abtötend. Verwendet werden sie in immer geringerem Maße, da mehr und mehr Bakterienstämme unempfindlich gegenüber diesem Wirkstoff werden. Als Einzelwirkstoff werden Sulfonamide heute nur mehr beim Trachom einer bestimmten Augeninfektion, verwendet. Zusammen mit anderen antibiotischen Wirkstoffen setzt man Sulfonamide noch gegen eine besondere Form der Lungenentzündung, gegen Toxoplasmose und gegen Malaria ein.

Chloramphenicol-Gruppe

Diese Antibiotika gehören zu den Stoffen, die die Eiweißbildung von Bakterien und leider oft auch die von menschlichen Zellen stören und schwerwiegende Nebenwirkungen haben können. Sie werden deshalb nur noch gegen Typhus eingesetzt, wenn andere Mittel versagen und die Nutzen-/Schadensbilanz für das Mittel spricht. Es können schwerste Schädigungen des Knochenmarkes und der Blutbildung auftreten.

Lincosamide

Bei dieser Antibiotikagruppe mir ihren Hauptvertretern Lincomycin und dem bis zu 10fach stärkeren Clindamycin tritt eine Nebenwirkung, die allen Antibiotika gemeinsam ist, besonders stark zutage: die Schädigung der natürlichen Darmflora des Menschen. Lincosamide beeinträchtigen stärker als andere Antibiotika die Millionen von Bakterien, die natürlicherweise unseren Darm besiedeln und ohne die unser Leben nicht möglich wäre. In einem gesunden Darm halten sich die unterschiedlichen Bakterienstämme gegenseitig in einem gesunden Gleichgewicht. Werden Antibiotika und eben besonders Lincosamide eingenommen, gehen empfindliche Bakterienstämme zugrunde, und weniger anfällige oder antibiotikaresistente Stämme vermehren sich über alle Maßen. Das natürliche Gleichgewicht ist zerstört. Schwere Entzündungen der Dickdarmschleimhaut (die sogenannte Colitis pseudomembranacea) mit heftigen, blutigen Durchfällen können auftreten und sogar zum Tode führen. Lincosamide sind wegen dieser Gefahr sogenannte Reserveantibiotika, die nur eingesetzt werden, wenn andere Medikamente nicht wirken. Meist handelt es sich dabei um Infektionen der Knochen, Gelenke und des Unterleibes.

Diese Aufzählung an antibiotischen Chemotherapeutika der modernen Medizin könnte noch unendlich lang ausgedehnt werden, aber ich denke, das bisher Gesagte genügt, um zu zeigen, daß Antibiotika auf der einen Seite hochwirksame und unter Umständen lebensrettende Arzneistoffe sind, daß die Einnahme aber auf der anderen Seite mit großen Risiken für den Patienten verbunden sein kann.

Antibiotika-Gruppen	Wirkstoff	Handelsnamen
β-Laktam-Antibiotika	Penicilline Cephalosporine	Megacillin Megacillin oral Baycillin Staphylex Amoxi-Wolff Amoxypen Securopen Baypen Pipril Elzogram Gramaxin Mandokef Spizef Mefoxitin Tacef Rocephin Panoral Bidocef Elobact

Antibiotika-Gruppen	Wirkstoff	Handelsnamen
Aminoglykosid-Antibiotika	Streptomycin Gentamicin Sisomycin Neomycin Tobramycin Amikacin	Refobacin Sulmycin Ophtagram Gentamicin Dexamytrex Betagentan Tobramaxin Jellin Batrax Nebacetin Polygynax Vagicillin
Tetracycline	Tetracyclin Oxytetracyclin Minocyclin Doxycyclin	Achromycin Mysteclin Tefilin Aknereduct Klinomycin Lederderm Minogalen Skid Ambroxol Azudoxat Doxakne Mucotectan Supracyclin Vibramycin
Makrolid-Antibiotika	Erythromycin Oleandomycin Spiramycin Josamycin	Aknefug Bisolvonat Clinofug Ecolicin Paediathrocin Skid Gel Synergomycin Rovamycine Selectomycin

Antibiotika-Gruppen	Wirkstoff	Handelsnamen
Gyrasehemmer	Nalidixinsäure Cinoxacin Norfloxacin Ciprofloxacin Ofloxacin	Cinobactim Barazan Ciprobay Tarivid, Enoxor
Folsäureantagonisten	Sulfonamide	Lidaprim Bactrim Cotrim Eusaprim TMS Kepinol Harnosal Berlocombin Longum Tabletten Sterinor Triglobe Urospasmon
Chloramphenicol-Gruppe	Chloramphenicol Thiamphenicol Azidamphenicol	Aquamycetin, Berlicetin Chloramsaar Berlicetin
Lincosamide	Lincomycin Clindamycin	Albiotic Aclinda Basocin Clinda-Saar Sobelin

Die Tabelle enthält nur eine kleine Auswahl zur Zeit gehandelter Antibiotika. Ständig kommen neue Produkte auf den Markt, andere fallen heraus. Allerdings dürfte der eine oder andere Leser bekannte Namen entdecken. Oft sind antibiotische Wirkstoffe auch in Produkten enthalten, die es nicht unbedingt vermuten lassen, wie zum Beispiel in Aknesalben, Augentropfen oder Harnwegstherapeutika.

Die Verschreibungspraxis bei Antibiotika

In der medizinischen Fachliteratur herrscht überraschend große Übereinstimmung in der Feststellung, daß Antibiotika viel zu häufig verschrieben werden.
Wann ist die Einnahme von Antibiotika denn überhaupt angebracht?
Normalerweise ist das Abwehrsystem des menschlichen Körpers in der Lage, mit Bakterien, Viren und Pilzen, mit denen es über die Luft, das Wasser oder die Nahrung in Kontakt kommt, fertig zu werden. Möglicherweise treten Krankheitssymptome wie Fieber, Abgeschlagenheit, Kopfschmerzen oder ähnliches auf, die anzeigen, daß der Körper sich im Abwehrkampf befindet. Nach einigen Tagen ist das Problem in der Regel erledigt. Ruhe, ein abwehrsteigerndes Mittel aus dem Arzneischatz der Natur und eventuell ein mildes Medikament gegen besonders lästige Symptome können den Heilungsprozeß wirkungsvoll unterstützen. Bricht jedoch die Abwehrkraft zusammen, können sich selbst relativ harmlose Bakterien unkontrolliert vermehren, Gewebe zerstören, Giftstoffe absondern und sich in schweren Fällen sogar über die Blutbahn im ganzen Körper verteilen und sich in lebenswichtigen Organen festsetzen. Natürlich gibt es auch Bakterien, die so virulent, d.h. höchst überlebensfähig und aktiv, sind, daß sie die Abwehrschranken des Körpers im Sturmangriff überrollen.
Antibiotika sind also zweifelsohne angebracht, wenn Zeichen einer schweren Infektion vorliegen, eine gefährliche Seuche im Umlauf ist oder wenn ein Mensch aus irgendwelchen Gründen hochgradig abwehrgeschwächt ist. Bei schweren Verletzungen oder Operationen besteht ebenfalls ein hohes Infektionsrisiko, so daß Antibiotika sogar vorbeugend gegeben werden können.
Kritische Stimmen behaupten nun aber, daß gerade die Erkrankungen, die in der täglichen ärztlichen Praxis am häufig-

sten mit Antibiotika behandelt werden, in der Regel auch ohne antimikrobielle Chemotherapie ausheilen würden.

Nutzlose Antibiotikaverordnungen

Eine Untersuchung, die 1997 im British Medical Journal erschienen ist, berichtet, daß rund 60 % aller Kinder, die wegen akuter Mittelohrentzündung einen Arzt aufsuchen mußten, am nächsten Tag keine Schmerzen mehr hatten, gleichgültig ob ihnen ein Antibiotikum oder ein Placebo, also eine Arzneiattrappe, verabreicht worden war. Die Antibiotikabehandlung verhindert zwar meist die in seltenen Fällen auftretende Erkrankung des anderen Ohres, bringt aber viel häufiger Nebenwirkungen wie Durchfall, Erbrechen oder Hautausschläge mit sich. Eine zweite, anschließend erschienene Arbeit kommt zu dem Schluß, es sei überhaupt nicht erwiesen, daß Antibiotika langfristig nützen oder Komplikationen verhindern können. Bei diesen Untersuchungen wurden die Möglichkeiten einer natürlichen Behandlung nicht ausgeschöpft, so daß man sicherlich davon ausgehen kann, daß ein noch höherer Prozentsatz an komplikationslosen Krankheitsverläufen ohne Antibiotika möglich ist.

Ein weiteres Thema sind die Atemwegserkrankungen. Rund 90 % aller Infektionen der Atemwege werden von Viren hervorgerufen. Antibiotika sind gegen diese Mikroorganismen völlig wirkungslos. Trotzdem werden in der überwiegenden Mehrheit der Fälle Antibiotika verordnet. Der einzige Vorteil dieses Vorgehens liegt in der Vermeidung sogenannter bakterieller Superinfektionen. Ist die Schleimhaut nämlich durch Viren geschwächt und das Immunsystem beschäftigt, haben Bakterien ein leichteres Spiel. Die Nachteile des Chemotherapeutikums wiegen aber in aller Regel diesen kleinen Vorteil auf, wenn nicht besondere Gefahrenmomente gegeben sind.

Bei der Pharyngitis, der Entzündung der Rachenschleimhaut, ist die Sachlage ähnlich: Die Erreger sind meistens Viren. In der Regel wird als Antibiotikum ein Penicillin verordnet, das aber nur bei Streptokokken der Gruppe A, die rote Blutkörperchen auflösen, nützt.

Eigentlich müßte vor jeder Antibiotikaverordnung eine genaue Laboranalyse des Erregers durchgeführt werden, um herauszufinden, ob ein Antibiotikum überhaupt sinnvoll ist, und wenn ja, welches. So eine Analyse von Blut, Auswurf, Urin, Stuhl oder Eiter dauert aber rund 24 Stunden und kostet Geld. Deshalb unterbleibt sie fast immer. Ein sogenanntes Antibiogramm wird eigentlich nur angefertigt, wenn bereits ein oder mehrere Antibiotika erfolglos verabreicht worden sind. Das ist reichlich spät, da die Gefahr von Nebenwirkungen ansteigt, die Darmflora bereits gründlich geschädigt wurde, und die Krankheit natürlich auch schon weiter fortgeschritten ist.

Erfordert die Dramatik der Situation das schnelle Eingreifen des Arztes, kann es natürlich sinnvoll sein, ein Breitbandantibiotikum zu geben, bis der Laborbefund den entscheidenden Hinweis auf das optimal passende Antibiotikum bringt. Unter Umständen kann es dann sogar sinnvoll sein, mehrere Antibiotika mit engem Wirkungsspektrum anzuwenden, wenn dadurch hauptsächlich nur die Krankheitskeime, nicht aber die gesunden Keime des Darmes und der übrigen Schleimhäute geschädigt werden.

Aus übertriebener Vorsicht oder aus Mangel an Zeit, den Krankheitsverlauf aufmerksam zu verfolgen, werden erheblich zuviel Antibiotika verschrieben. Bedauerlicherweise wird fast immer mit der Schrotflinte, also mit einem Breitbandantibiotikum, geschossen, dessen Nebenwirkungen unnötig hoch sind. Ein Schrotschuß trifft ein unbekanntes Ziel zwar wahrscheinlicher als eine einzelne Kugel, mit Sicherheit aber auch die Umgebung, also die nützlichen und wichtigen Keime.

Sprechen Sie ruhig Ihren Arzt das nächste Mal darauf an, ob es wirklich nötig ist, ein Antibiotikum einzunehmen, oder ob es nicht harmlosere und dennoch wirkungsvolle Behandlungsmöglichkeiten gibt.

> *Was ist ein Antibiogramm?*
> Bei einem Antibiogramm wird der beim Patienten im Blut oder anderen Gewebeproben vorkommende Erregertyp genau bestimmt und dann in Laborschalen vermehrt. Schließlich werden alle für den jeweiligen Erregertyp wirksamen Antibiotika punktuell aufgebracht, um dasjenige zu finden, welches am besten wirkt. Bei mehreren Möglichkeiten wird sich der Arzt für das Antibiotikum mit den geringsten Nebenwirkungen entscheiden.

Geradezu kriminell ist es, wenn Arzneimittelfirmen die Sorglosigkeit gegenüber Antibiotika durch verharmlosende und irreführende Werbung, nur um des Absatzes willen, fördern. So hat ein deutscher Arzneimittelhersteller sein Antibiotikum zum Beispiel als Fiebermittel für die tägliche Kinderarztpraxis beworben. Hinter Fieber könnte ja schließlich ein Bakterium stecken, also her mit der Schrotflinte! Erhält ein Kind tatsächlich immer wieder aus nichtigem Anlaß Antibiotika, können Sie sicher sein, daß die Häufigkeit von Infektionskrankheiten, eitrigen Mandeln, Blasenentzündungen und vielen anderen Erkrankungen stark zunimmt und im Ernstfall schließlich wirklich nur mehr Antibiotika mit starken Nebenwirkungen helfen. Sämtliche schädlichen Keime im kindlichen Organismus, die normalerweise durch das Immunsystem und das natürliche Gleichgewicht der mikrobiellen Flora im Körper in Schach gehalten werden, sind resistent auf schwächere Mittel geworden!
Übrigens befinden sich rund 90 % des lymphatischen Gewebes,

also der Strukturen, die (vereinfacht gesagt) das Immunsystem beherbergen, im Darm. Ist die Darmflora durch Antibiotika erst einmal gründlich zerstört und aus dem Gleichgewicht gebracht worden, wird die Darmschleimhaut durchlässig für alle möglichen Fremdstoffe, und Allergien jeder Art werden Tür und Tor geöffnet! Außerdem können sich dann Pilze, wie zum Beispiel Candida albicans, ungehemmt vermehren, was zu neuen und erheblichen gesundheitlichen Problemen führt, die nur schwer zu behandeln sind. Deshalb ist es sinnvoll, während und nach einer notwendigen Antibiotikatherapie unbedingt die Darmflora zu regenerieren. Dabei ist Ihnen ein biologisch orientierter Behandler in Ihrer Nähe sicher gerne behilflich. Ein kleiner Trick ist schon einmal der tägliche Verzehr von Naturjoghurt mit rechtsdrehender Milchsäure und Lactobazillen während einer Antibiotikabehandlung.

Es gibt eine Reihe guter Gründe, zurückhaltender und sorgsamer mit chemischen Antibiotika umzugehen. Die unmittelbaren Nebenwirkungen, die Antibiotika haben können, sind schon bei der Beschreibung der einzelnen Arzneimittelgruppen erläutert worden. Das Spektrum reicht von leichter Übelkeit über allergische Reaktionen hin zu schweren Organschäden und psychisch-nervalen Auswirkungen. Dies allein ist Grund genug, genau abzuwägen, ob die Gefahrenmomente der vorliegenden Infektion, sofern sie als bakterielle Infektion identifiziert worden ist, den Einsatz von Antibiotika überhaupt rechtfertigt.

Antibiotika-Resistenzen

Nun wollen wir aber noch das Geheimnis um die sogenannte Antibiotikaresistenz von Bakterien lüften. Die klassischen Schulmediziner sind in der Regel nicht so erpicht darauf, die möglichen Begleiterscheinungen ihrer Arzneien breitzutreten, aber dieses Thema bestimmt weite Teile der kritischen sowie der unkritischen Antibiotikaliteratur:

In den frühen 50er Jahren, also am Anfang der Antibiotikaära, wurden die Wissenschaftler vor ein Problem gestellt. Staphylokokken, die schwerste Lungenentzündungen hervorrufen können, ließen sich nicht mehr von dem Penicillin beeinflußen, das anfangs so phantastisch gewirkt hatte. Nervös zogen sich die Forscher in ihre Labors zurück und fanden schließlich heraus, daß die Bakterien gelernt hatten, ein Enzym herzustellen, das Penicillin lahmlegen konnte. Also machte man das Penicillin unempfindlich gegen das Bakterienenzym und begab sich erneut siegesgewiß in die Schlacht mit den Mikroben. Tja, Bakterien schaffen einen Generationenwechsel aber nun mal alle 20 Minuten, also rund 5000mal so schnell wie der Mensch, wenn man eine Generation mit rund 20 Jahren bemißt. Immer wieder mußten neue Abarten der alten Antibiotika hergestellt werden, um überhaupt noch eine Wirkung zu erzielen.

Besonders in Krankenhäusern ist der Hospitalismus für Patienten und Pflegepersonal schon seit langem ein großes Problem. Hospitalismus ist die Bezeichnung für eine infektiöse Erkrankung, die im Krankenhaus durch therapie- und antibiotikaresistente Keime zusätzlich zur Grunderkrankung auftritt. Das hat schon manchem Patienten in geschwächtem Zustand das Leben gekostet.

Natürlich haben die Hersteller neuer Antibiotika das allergrößte Interesse, daß ihre kostenintensiven Neuentwicklungen gut verkauft werden, also empfehlen sie den Ärzten, immer das neueste Mittel zu verschreiben. Mit der Folge, daß Keime, die noch auf »alte« Antibiotika reagieren würden, gleich mit dem neuen Wirkstoff konfrontiert werden und die Gefahr ansteigt, daß neue Resistenzen unnötig früh entstehen. Folgendes Zitat des Antibiotika-Spezialisten Prof. Daschner von der Universität Freiburg belegt die Relevanz falscher Verschreibungen durch überforderte Ärzte: »Mit Ausnahme der Spezialisten ist heute kein Arzt mehr in der Lage, die Fülle antibiotisch wirksamer Substanzen zu überblicken oder gar deren zum Teil nur geringe Unterschiede zu beurteilen.«

Eine zunehmende Zahl von Spezialisten warnt zudem davor, daß das Problem des Hospitalismus aus den Krankenhäusern heraus über die ganze Menschheit schwappen könnte, was zum Teil sogar schon geschehen ist. Zunächst sind hauptsächlich ärmere Länder mit mangelnder Hygiene betroffen, aber auch vor den Industrienationen werden Seuchenerreger der verschiedensten Art nicht haltmachen, die kaum mehr wirksam antibiotisch behandelt werden können. Tuberkulose, Diphtherie, bakterielle Gehirnhautentzündung, Typhus und andere Seuchen sind auf dem Vormarsch!

Bekannte Mechanismen der Resistenzbildung – Versteckspielen auf Leben und Tod

Eigentlich ist es ja bewundernswert, welche Wege die Natur findet, um sich gegen die Antibiotika zu wehren. Für uns Menschen hat es nur leider traurige Konsequenzen.

Wir haben schon erwähnt, daß manche Bakterien einfach einen Stoff entwickeln, zum Beispiel ein Enzym, welches das Antibiotikum inaktiviert. Andere Keime lassen das Antibiotikum unverändert und nehmen einfach selbst eine etwas andere Form an, so daß sie von dem Arzneistoff nicht mehr erkannt werden können. Versteckspielen auf Leben und Tod. Eine weitere Spielart von resistenten Bakterien ist es, den eigenen Stoffwechsel an der Stelle zu verändern, an der das Antibiotikum angreift. Sie erinnern sich vielleicht noch an die Sulfonamide, die ein Bakterienenzym blockieren, das für die lebenswichtige Folsäureproduktion notwendig ist. Nun, fast alle Keime, die einmal auf die nebenwirkungsarmen Sulfonamide angesprochen haben, arbeiten inzwischen mit einem neuen, unempfindlichen Enzym. Vor einigen Jahren wurde ein vierter Mechanismus der Antibiotikaresistenz entdeckt: Bestimmte Erreger schaffen es, den antibiotischen Wirkstoff unter Energieverbrauch wieder aus der Zelle zu entfernen – noch bevor er wirken kann. Hierbei handelt es sich sozusagen um Bakterien mit »Türsteher und Rausschmeißer«.

Doch das Gemeinste kommt noch: Wissenschaftler haben entdeckt, daß manche Keime ihre Errungenschaften in puncto Antibiotikaresistenz an andere Keimgattungen übertragen können! Diese müssen sich dann überhaupt nicht mehr mit Antibiotika herumschlagen.

So helfen natürliche Antibiotika

• •

Eines steht ohne Zweifel fest: Chemisch-synthetische Antibiotika können, wenn sie richtig angewendet werden, innerhalb kürzester Zeit lebensbedrohliche Bakterieninfektionen durch Vernichtung oder Einschränkung der Keime beenden. Bei sparsamem, auf die Vermeidung von Resistenzbildungen ausgelegtem Gebrauch sind sie bedeutende Arzneien in der Hand des verantwortungsvollen Arztes.

Doch lassen Sie sich einmal auf folgendes Gedankenspiel ein: Betrachten wir den Fortschritt eines Patienten von der Krankheit zur Wiederherstellung seiner Gesundheit als Weg, den es zurückzulegen gilt. Um diesen Weg zu schaffen, gibt es verschiedene Hilfsmittel. Ein Antibiotikum könnte man mit einem Porsche vergleichen, der 20 km bei Tempo 200 in 6 Minuten schafft. Super! Nur ist der Patient nach dieser Streßfahrt erledigt, vielleicht ist eine Nebenwirkung, quasi ein Unfall, eingetreten. Abermillionen abgetötete und noch lebende Erreger und ihre Giftstoffe belasten plötzlich den Organismus, wie die Abgase des Sportwagens die Luft. Wehe dem Betroffenen, wenn, vermeintlich am Ziel angekommen, eine neue Belastung, etwa ein neuer Keim, oder gar dasselbe, resistent gewordene Bakterium, ein Pilz oder ein Virus, auf ihn wartet. Möglicherweise ist der Reisende so geschwächt, daß er sofort oder bald wieder um so schwerer erkrankt. Denn eines kann kein chemisches Antibiotikum der Welt: die natürlichen Selbstheilungskräfte anregen und stärken.

Nun, zu Fuß, also ohne Hilfsmittel, hätte unser Patient für die 20 km Strecke mehrere Stunden gebraucht. Vielleicht wäre er entkräftet auf der Strecke geblieben, seine Energie hätte nicht mehr gereicht.
Aber es gibt ja auch noch das Fahrrad! 20 km in 1,5 Stunden? Kein Problem. Der Körper wird trainiert, alle Funktionen werden angeregt, man ist am Ziel vielleicht ein bißchen müde, aber regeneriert. Und wehe der Mikrobe, die versucht, sich mit dem gestärkten Immunsystem anzulegen. Sie wird sang- und klanglos untergehen!
Naturstoffe mit antibiotischen Eigenschaften sind unser Fahrrad. Sie hemmen oder töten auf der einen Seite die Krankheitskeime und aktivieren und stärken gleichzeitig das gesamte Abwehrsystem des Körpers!

Der Blick auf die Ganzheit

Keime, die uns krankmachen können, sind allgegenwärtig in der Luft, in Nahrungsmitteln, im Wasser und sogar in unserem Körper auf den Schleimhäuten. Dennoch sind wir nicht ständig krank. Bricht in der Schule, am Arbeitsplatz oder in der Familie eine ansteckende Krankheit aus, erkranken nicht alle anwesenden Personen, obwohl sie angesteckt werden. Bei denen, die gesund geblieben sind, haben die Mikroben einfach keinen günstigen Nährboden gefunden, um sich zu vermehren. Wer erkrankt, war schon vor Ausbruch der Infektion in irgendeiner Weise beeinträchtigt. Möglicherweise war das Immunsystem schwach; eine Stoffwechselstörung, ungesunde Lebensweise, verschiedene Giftstoffe oder psychischer und physischer Streß haben die Widerstandskraft des Individuums beeinträchtigt. In diesem Zusammenhang prägte der französische Forscher Claude Bernard folgenden Ausspruch: »Die Mikrobe ist nichts, das Terrain ist alles«. Mit Terrain ist hier die Gesamtheit der körperlichen, seelischen und geistigen Voraussetzungen gemeint, auf die ein potentieller Krankheitserreger bei einem Menschen trifft.

Das Mikroskop hat der Menschheit faszinierende Blicke in die Welt des Mikrokosmos eröffnet. Enorme Erkenntnisse zum Wohle der Menschheit wurden gesammelt, nur manchmal entsteht der Eindruck, daß wir verlernt haben, über diesen kleinsten Raum, den uns die moderne Naturwissenschaft so beeindruckend vergößert, hinwegzusehen und die Ganzheit der Lebensprozesse im Auge zu behalten. Töten wir die Mikroben nur, verändern das Terrain aber nicht, können wir darauf warten, mit neuen Problemen konfrontiert zu werden. Es ist unmöglich, jahrzehntelang schadlos gegen die Gesetze der Natur zu handeln.

Ein Nobelpreis für die Pflanzenforscher

Nachdem Alexander Fleming und seine Kollegen 1945 einen Nobelpreis für ihre Penicillinforschung erhalten hatten, gab es 1958 erneut eine solche Auszeichnung, nur diesmal für Forschungsergebnisse über pflanzliche Antibiotika. Prof. Dr. Virtanen von der Universität in Helsinki hat ihn für bahnbrechende Erkenntnisse über antibiotische Wirkstoffe in Pflanzen erhalten. Prof. Virtanen war hauptsächlich an der Bedeutung seiner Forschung für die Landwirtschaft interessiert, aber der Kölner Prof. Dr. H. Winter kam etwa zur selben Zeit zu gleichartigen Ergebnissen in Hinblick auf den menschlichen und tierischen Organismus.

Die Forscher fanden in verschiedenen Getreidearten, in Kartoffeln, Möhren, in fast allen Liliengewächsen, zu denen auch Knoblauch, Bärlauch und Zwiebeln gehören, und in allen Kreuzblütlern (z.B. Senf, Meerrettich, Brunnenkresse, Löffelkraut) stark antibiotisch wirksame Stoffe. Diese Pflanzen schützen sich damit sehr effektiv gegen Bakterien und Pilze. So entwickeln zum Beispiel die in den sogenannten Senföl-Glykosid-Pflanzen enthaltenen speziellen Schwefelverbindungen (S-Methyl- und S-Propylcysteinsulfoxyd) starke, über Stunden anhaltende antimikrobielle Eigenschaften im Harn eines Menschen, der nur 20 g Brunnenkresse zu sich genommen hat!

Ein anderes Beispiel ist die HSCN-Rhodanwasserstoffsäure, die in vielen Kreuzblütlern und in fast allen Lauchgewächsen (einer Untergattung der Liliengewächse), wie zum Beispiel in Senf, Meerrettich, Lauch, Kresse, Knoblauch, Bärlauch und in der Zwiebel, vorkommt. An den chemischen Formen dieser Säure, den Rhodaniden, läßt sich sehr schön skizzieren, wie komplex Naturstoffe im Sinne einer echten Heilungsreaktion wirken. Rhodanide sind nicht nur ausgesprochen bakterizid, sondern fördern außerdem die Wundheilung, sind entzündungswidrig und schmerzstillend. Außerdem haben sie zusätzlich einen regulierenden Einfluß auf den Blutdruck.

Die Synthese der pflanzlichen Inhaltsstoffe

Natürlich ist es unerläßlich, einen Hauptwirkstoff zu analysieren, nach dem man Pflanzen und pflanzliche Heilmittel beurteilt und standardisiert, um ihre Qualität für eine bestimmte Heilanwendung festzustellen. Dadurch werden auch Pflanzenarzneien verschiedener Hersteller vergleichbar. Aber im Grunde ist es genauso sinnlos, das Wesen einer Pflanze in einzelnen Stoffen zu suchen, wie das Funktionieren einer mechanischen Uhr allein anhand der treibenden Feder zu erklären. Pflanzen enthalten mitunter Hunderte von unterschiedlichen Wirkstoffen, die zum Teil chemisch noch gar nicht bekannt sind. Nur in ihrer Gesamtheit rufen sie die Heilwirkung auf den Körper hervor. Würde man die natürlichen, antibiotischen Wirkstoffe mancher Pflanzen isolieren oder im Labor chemisch nachbauen und einem Kranken verabreichen, wäre man mitunter von der unzureichenden Wirkung böse überrascht!

Natürliche Antibiotika vereinen antibakterielle und systemische Eigenschaften in sich. Ihre Wirkung beruht eben gerade darauf, daß nicht einfach nur ein Keim gehemmt oder abgetötet wird, sondern daß zugleich die Abwehrkräfte gestärkt, die Wundheilung gefördert, die Gewebsneubildung angeregt, das Bindegewebe entgiftet, die Entschlackung verbessert und die Funktion wichtiger Organe gesteigert wird.

Heilpflanzen versorgen den Organismus des Erkrankten zugleich mit Mineralien, Spurenelementen, Vitaminen, pflanzlichen Hormonen und einer ganzen Menge weiterer Vitalstoffe. Oft tritt die antibiotische Potenz der Pflanze sogar vor der Besserung des Allgemeinzustandes in den Hintergrund, da dies der entscheidende Faktor ist, der den Organismus befähigt, mit der Mikrobe alleine fertig zu werden. So gibt es Berichte aus den 30er Jahren, nach denen es gelungen ist, Fälle von Fleckfieber und Typhus erfolgreich mit Pflanzen zu behandeln. Erhebliche Besserungen des Allgemeinbefindens traten schon ein, bevor die Keimzahl überhaupt vermindert war, und das war die Voraussetzung für die weitere Genesung! Das heißt also, den Patienten ging es durch die ganzheitliche Behandlung besser, bevor überhaupt wesentliche Bakterienmengen abgetötet worden waren! Natürlich ist ein solches Vorgehen riskant, und bei so gefährlichen Erkrankungen haben moderne Antibiotika ihre Berechtigung, aber das Beispiel belegt, daß die Möglichkeiten der natürlichen Therapie bei weitem nicht ausgeschöpft werden.

Von Symbiose, Antibiose und Antibiotika

Symbiose bedeutet das dauerhafte Zusammenleben verschiedener Organismen zum gegenseitigen Nutzen. In so einem symbiotischen Verhältnis leben wir Menschen normalerweise mit Millionen verschiedenartiger Keime in unserem Darm und auf allen anderen Schleimhäuten zusammen. Diese Keime übernehmen für uns zum Beispiel einen großen Teil der Verdauungsarbeit oder produzieren Stoffe, auf die unser Organismus angewiesen ist. Dafür haben sie einen geschützten und nahrhaften Lebensraum gefunden. Antibiotika töten Bakterien ohne Rücksicht darauf, ob sie nützen oder schaden. Es dauert sehr lange, bis sich nach einer intensiven Antibiotikatherapie die gesunde Darmflora wieder einstellt – wenn überhaupt.

Der Begriff Antibiose beschreibt nun die gegenseitige Entwicklungshemmung von Organismen zum Schutze des eigenen Fortbestandes. Pflanzen bedienen sich dazu ihrer antibiotischen und anderer Wirkstoffe. Niemals werden in der Natur für das Überleben wertvolle Partner aufs Spiel gesetzt. Dieses Prinzip der Natur vom Ausgleich zwischen Symbiose und Antibiose gilt auch beim Einsatz natürlicher Antibiotika bei Mensch und Tier. Natürliche Antibiotika schädigen die natürlichen Keime in unserem Organismus niemals nachhaltig. Das wird alleine dadurch verhindert, daß das gestärkte Abwehrsystem die »guten« Mikroben in Ruhe läßt und das gereinigte Milieu in Blut und Gewebe die Lebensbedingungen für die erwünschten Keime, die sich ja über Jahrtausende an den Menschen angepaßt haben, verbessert.

Die wirkungsvollsten Antibiotika aus dem Schatz der Natur

●●●●●●●●●●●●●●●●●●●●●●●

Aloe vera

Die Aloe gehört zur Gattung der Liliengewächse. Über 250 verschiedene Arten bevölkern die heißen und trockenen Regionen der Erde. Die Urheimat der Pflanze liegt in Ost- und Südafrika, sie wurde jedoch über weite Gebiete verschleppt und ist deshalb heutzutage im Mittelmeerraum, auf dem amerikanischen Kontinent, in Asien, Australien und auf den kanarischen Inseln zu finden. Die Art Aloe ferox wird vorwiegend in den Tropen kultiviert, um aus dem Blattsaft ein überaus wirksames Mittel gegen die *chronische Verstopfung* zu gewinnen. Abgesehen von dieser Anwendung der Aloe ferox wird im medizinischen Bereich zumeist die echte Aloe, Aloe vera, die auch den botanischen Namen Aloe barbadensis miller trägt, verwendet.

Seit mehr als 6000 Jahren, wie uns alte ägyptische Aufzeichnungen beweisen, werden der Saft und andere Zubereitungsformen dieser Pflanze für Heilzwecke und zur *Schönheitspflege* angewendet. Sie diente den Feldärzten längst vergangener Heere als unverzichtbares *Wundheilmittel* und hat in der traditionellen chinesischen Heilkunde genauso ihren Platz wie in den Überlieferungen indianischer Medizinmänner. In den Schriften des griechischen Arztes Dioskurides wird die Aloe vera noch vor Christi Geburt erwähnt, und die Mönche des Jesuitenordens sorgten im 16. und 17. Jahrhundert für ihre Verbreitung auf der ganzen Welt. Auch in der Medizin der Heiligen Hildegard von Bingen spielt die Aloe vera eine wichtige Rolle, auch ist sie ein Hauptbestandtteil der berühmten Schwedenkräuter.

Die Wüstenlilie Aloe vera ist ein klassisches Beispiel für eine hochwirksame Heilpflanze, deren Wirksamkeit schon lange erkannt wurde, bevor die wissenschaftliche Forschung sie überhaupt erklären konnte. In zahllosen Beispielen und Studien belegt die moderne Forschung nun die uralten Erkenntnisse der Erfahrungsheilkunde. Oft ist das Wissen früherer Heilkundiger in religiöse, mythische oder einfach nur altmodisch klingende Formulierungen und Systeme verpackt, weshalb es als unwissenschaftlich belächelt und mißachtet worden ist.

Dabei beschreiben diese Heilsysteme und Medizinmodelle die Gesamtheit der Lebensprozesse oft besser als die im Detail verlorene moderne Naturwissenschaft. Und ohne Bibliotheken oder elektronische Speichermedien war es möglich, das Wissen um die heilenden Kräfte der Aloe vera von Generation zu Generation zu erhalten und weiterzugeben.

Heutzutage wird die Aloe vera in großen Mengen in Australien, Kuba, Venezuela, Haiti, Mexiko und in den USA, vor allem in Kalifornien, Texas und Florida gezüchtet. Hochwertige Zubereitungen der Pflanze werden auf der ganzen Welt gehandelt, so daß sie auch für Menschen in kälteren Regionen der Erdkugel zugänglich und nutzbar geworden ist. Bei den modernen Verarbeitungsmethoden werden die abführend wirkenden Stoffe der Aloe vera isoliert, so daß bei der inneren Einnahme mit keinerlei Nebenwirkungen gerechnet werden muß. Aloe vera ist in Form von Gels, Sprays, Cremes, Konzentraten, Aloewasser und Frischzellenextrakten im Handel erhältlich.

> *Achtung:*
> Greifen Sie nicht automatisch nach dem preisgünstigsten Präparat. Aloe vera muß sorgfältig verarbeitet und aufbereitet werden, damit die wertvollen Inhaltsstoffe erhalten bleiben. Fragen Sie Ihren Apotheker, Reformhaus-Fachverkäufer oder einen naturheilkundlich orientierten Behandler um Rat bei der Auswahl eines guten Präparates!

Die Inhaltsstoffe der Aloe vera

Bisher wurden über 160 verschiedene Inhaltsstoffe der Aloe vera identifiziert, die zusammen ein überaus wirksames Heilmittel für den ganzen Organismus bilden. Die Heilpflanzenforschung ist immer bemüht, bei einer Pflanze den Wirkstoff zu identifizieren, auf dem die spezielle Wirkung des Heilmittels beruht. Je breiter jedoch das Wirkungsspektrum der natürlichen Arznei ist, um so deutlicher zeigt sich, daß erst die Kombination der Inhaltsstoffe, also die von der Natur optimierte Gesamtheit der Biostoffe, den gewünschten Heileffekt bringt.

Aloe enthält unter anderem rund 13 verschiedene Vitamine und ebensoviele Mineralstoffe, 15 Enzyme, mehrere Aminosäuren, also lebenswichtige Eiweißverbindungen, essentielle Fettsäuren, über 10 verschiedene Saccharide, also Zuckerstoffe, wundheilende Saponine, ätherische Öle und viele weitere Bestandteile.

Nach umfangreichen Forschungsarbeiten hat man vor einigen Jahren einen Wirkstoff gefunden, der ganz wesentlich zu den Heilwirkungen der Aloe vera beiträgt: das Mucopolysaccharid Acemannan.

Ein Mucopolysaccharid ist ein langkettiges Zuckermolekül mit einem zentralen Eiweißbaustein. Es ist eine in der Grundsubstanz des Bindegewebes vorkommende Substanz. Der menschliche Körper kann das zu dieser Makromolekülgruppe gehörende Acemannan etwa bis zur Zeit der Pubertät selbst produzieren, dann muß es ihm über die Nahrungsmittel zugeführt werden. Acemannan hat anregende und stärkende Effekte auf das Immunsystem, es aktiviert die Immun-Botenstoffe Interleukin 1 und Prostaglandin E, regt die Produktion von Abwehrzellen wie B- und T-Lymphozyten an und erhöht die Tätigkeit der Makrophagen und der natürlichen Killerzellen. Dadurch wird der Körper in seinem Abwehrkampf gegen Krankheitserreger allgemein unterstützt. Acemannan besitzt darüber hinaus antivirale, antibakterielle und antimykotische Eigenschaften, hemmt also Viren, Bakterien und Pilze. Acemannan wird in die Membran der Körperzellen eingelagert und erhöht so deren Widerstandskraft. In den USA werden derzeit klinische Studien mit hochdosierten Acemannanprodukten bei Aids und Krebs durchgeführt.

Acemannan kommt ebenfalls in anderen immunstimulierenden Pflanzen wie Ginseng und Eleutherokokkus (sibirische Taigawurzel) vor.

Neben der antibiotischen Wirkung gegen Bakterien, Pilze und Viren besitzt die Aloe vera also aufgrund ihrer Inhaltsstoffdichte eine Vielzahl weiterer gesundheitsfördernder und heilender Effekte auf unseren Körper, die an dieser Stelle nicht vernachlässigt werden sollten:

- Die Abwehrkräfte werden aktiviert und gestärkt. Dadurch sinken das Ansteckungsrisiko und die Schwere von Infektionen.
- Der ganze Organismus wird gestärkt und gereinigt. Aloe hat blutreinigende Eigenschaften.
- Aloe fördert die Wundheilung und verhindert Wundinfektionen.
- Aloe regeneriert bis zu einem gewissen Grad Gewebe, das durch Strahlen geschädigt wurde.
- Aloe ist ein natürliches Schmerzmittel.
- Aloe ist ein mildes und verträgliches Mittel zur Körperreinigung und -pflege.

- Aloe versorgt den Organismus mit wertvollen Mineralien, Vitaminen und Spurenelementen.
- Aloe besitzt entzündungshemmende und kühlende Eigenschaften.

Der Arzt im Topf

Mit etwas Geschick kann Aloe vera sogar zu Hause auf der Fensterbank kultiviert werden. Die Investition von etwas Zeit und ein paar Mark für die Pflanze lohnt sich allemal, weil gutes Aloe-vera-Gel teuer bezahlt werden muß und in dem frisch geernteten Blatt der Wirkstoffgehalt am allerhöchsten ist. Allerdings ist die Konzentration der Inhaltsstoffe auch vom natürlichen Umfeld abhängig. Die Aloe gedeiht aber auch gut als Zimmerpflanze: Bei sofortiger, frischer Verwendung sind die Wertstoffverluste recht gering. Dadurch wird eventuell der gleiche Effekt erzielt, wie bei der Verwendung tropischer Ernten, deren höherer Wirkstoffgehalt sich durch Lagerung und Verarbeitung reduziert.

Mit einer Aloe-Pflanze haben sie immer ein gutes Notfallmittel zu Hause bei *Verletzungen oder Verbrennungen*. Deshalb wird die Wüstenlilie auch oftmals als »der Arzt im Topf« bezeichnet.

Ihre Blätter können abgeschnitten und geöffnet werden, das mit einem Messer ausgeschabte Fruchtfleisch wird direkt auf Wunden aufgetragen oder kann zur Hautpflege und -reinigung verwendet werden. Es ist auch möglich, den fleischigen Anteil des Blattes zu entsaften und mit reichlich Wasser zu vermischen. Wenn Sie diesen Saft trinken möchten, müssen Sie allerdings darauf achten, nur das innen sitzende Gel zu verwenden. Denn unter der grünen Blatthülle sitzen die abführenden Stoffe, die zu starken Nebenwirkungen führen können.

Aloe-Gel oder -Spray

Neben der antibiotischen Wirkung pflegt und strafft die Aloe vera die Haut. Die unscheinbare Wüstenlilie besitzt eine ausgesprochen feuchtigkeitsspendende Wirkung: Die feuchtigkeitsspenden Substanzen dringen dreimal schneller als Wasser und tiefer als andere Hautpflegepräparate, nämlich bis in alle drei Hautschichten, ein. Dadurch wird die Haut gestrafft und erhält ihre Spannkraft und Frische zurück. Darüber hinaus werden Hautunreinheiten, Schrunden und trockene Stellen beseitigt. Die keimhemmenden Bestandteile sorgen dafür, daß Entzündungen besser abheilen und sich Pickel nicht weiter ausbreiten können.

Sie können Aloe-Gel oder -Spray direkt auf Wunden oder bei Pilzbefall auf die betroffenen Hautstellen auftragen. Wenn Sie Aloe-Gel als Gesichtspflegemittel verwenden möchten, tritt manchmal nach dem Auftragen ein unangenehmes Spannungsgefühl der Haut auf. Tragen Sie daher zuerst Aloe-Gel auf und dann darüber Ihre tägliche Gesichtspflegecreme.

> *Achtung:*
> Fertige Aloe-vera-Cremes haben oft nur einen Aloe-Anteil von unter 5 %! Den Hauptanteil des Produktes macht meist gebundenes Wasser aus. Informieren Sie sich daher auf der Packungsbeilage oder direkt beim Hersteller über die Inhaltsstoffe der jeweiligen Creme.

Sie können problemlos und einfach eine antibiotische und gleichzeitig hautpflegende Hautlotion selbst herstellen. Nach meinen Erfahrungen verbinden sich die wäßrigen Anteile der Aloe gut mit den öligen, so daß auf eine aufwendigere Herstellung mit einem Emulgator (zum Beispiel Tegomulus) verzichtet werden kann. Die Lotion einfach vor Gebrauch immer kräftig durchschütteln:

30 ml Aloe-vera-Gel
10 ml Rosenwasser
10 ml Weizenkeimöl
5 Tropfen Lavendelöl
2 ml Propolisextrakt

Alle Bestandtteile miteinader verrühren und kräftig durchschütteln – und schon erhalten Sie eine hochwirksame Pflegelotion. Sie können anstelle des Gels auch Aloe-Saft verwenden, dadurch wird die Lotion etwas flüssiger.

Regenerationsmaske für entzündliche und unreine Haut
3 EL Magerquark
1 EL Aloe-vera-Gel
3 Tropfen Kamillenöl, blau
1 ml Propolisextrakt

Alle Zutaten gut verrühren und auftragen. Etwa 30 Minuten auf der Haut belassen. Mit lauwarmem Wasser, ohne Seife, abwaschen.

Aloe-vera-Saft zur Vorbeugung und
als allgemeines Kräftigungsmittel
Mit chemischen Antibiotika ist es nur in sehr wenigen, speziellen Fällen, zum Beispiel nach Operationen oder Zahnextraktionen sinnvoll, Infektionsprophylaxe zu betreiben, da eine Schädigung des Körpers in Kauf genommen werden muß. Ganz anders sieht es mit Aloe-vera-Saft aus! In vielen Ländern, in denen die Aloe heimisch ist, gibt es den Brauch, Aloe-Saft täglich zur Stärkung des Körpers und der Abwehrkräfte zu trinken. In unseren Breiten empfiehlt sich dieses Vorgehen natürlich besonders in der naßkalten Jahreszeit. Naturreiner Aloe-Saft schmeckt aber absolut abscheulich und kann pur nur von hartgesottenen Naturen getrunken werden. Aber in Form von

Drinks, die andere, geschmacksverbessernde Säfte enthalten, wird die Gesundheitsvorsorge mit Aloe vera zum Hochgenuß! Zum Mischen in jeweils etwa den gleichen Mengenanteilen eignen sich praktisch alle Obst- und Gemüsesäfte. Auch Molke, Kefir, Mineralwasser oder Sauerkrautsaft können verwendet werden.

Ihrer Phantasie sind keine Grenzen gesetzt, den frisch gewonnenen Aloe-Saft zum Beispiel mit Ananas- und Orangensaft, einem Schuß Mangosirup und etwas Eis in einen exotischen Drink zu verwandeln, der Sie unter karibische Palmen zaubert. Mit Gemüsesaft, einer Prise Kräutersalz und einem winzigen Schuß Tabasco läßt sich auch ein herzhaft-würziger Vitamincocktail mixen.

So ein Powerdrink ist ein gutes Vorbeugemittel gegen lästige Erkältungskrankheiten aller Art, hilft aber auch, wenn der Schnupfen oder die Grippe schon ihre ersten Anzeichen spüren lassen.

Weitere Indikationen

Aloe vera hilft äußerlich und innerlich bei *Hauterkrankungen* wie Psoriasis, Neurodermitis, chronischen Ekzemen und Akne. Auch *Pilzbefall* der Haut oder der Achselbehaarung, der Finger- und Zehennägel können mit Aloe vera wirkungsvoll bekämpft werden. Schlecht heilende und infizierte Wunden sprechen ebenfalls gut auf Aloe an. Denken Sie aber auch bei Stoffwechselstörungen an Aloe vera! Sie hilft bei *Beschwerden in Magen, Darm und Gallenblase*, ebenso bei *Husten, Bronchitis* und anderen Erkrankungen des Atemtraktes. Sogar bei *Diabetes, Magengeschwüren* und *Asthma* wurde schon von den guten Erfolgen einer Aloe-Trinkkur berichtet!

Grapefruitkern-Extrakt

Die Grapefruit gehört zur Gattung der zitronenartigen Pflanzen aus der Familie der Rutaceae, also der Rautengewächse. Hervorgegangen ist diese Art in Westindien aus der Pampelmuse, wie sie oft fälschlich genannt wird. Im 19. Jahrhundert wurde die Grapefruit, botanischer Name Citrus paradisi, nach Florida/USA eingeführt und verbreitete sich von dort aus schnell in alle wärmeren Länder der Erde. Den säuerlich-bitteren Geschmack verdankt die Frucht dem Glykosid Naringin, das *verdauungsfördernd* und *appetitanregend* wirkt.

Der amerikanische Arzt und Physiker Dr. Jakob Harich entdeckte 1964 die erstaunlichen *antibiotischen* Eigenschaften des Grapefruitkern-Extraktes: Grapefruitkerne und -schalen, die er auf seinen Komposthaufen geworfen hatte, widerstanden erstaunlich lange den natürlichen Kräften der Verwesung, die ja hauptsächlich auf dem Einwirken von Mikroorganismen beruhen. Dr. Harich untersuchte Schalen und Kerne der Grapefruit im Labor und stellte fest, daß sie Wirkstoffe enthalten, die ihnen derart ausgeprägte antibiotische Eigenschaften verleihen, wie sie sonst nur bei chemischen Antibiotika vorliegen. Aber im Gegensatz zu diesen wirkt der Grapefruitkern-Extrakt auch gegen Viren, Pilze und andere Parasiten. Intensive Forschungen haben ergeben, daß Grapefruitkern-Extrakt gegen rund 800 verschiedene Bakterienstämme und etwa 100 Pilzarten wirksam ist! Dieses reine Naturprodukt erfüllt eine ganze Reihe von Bedingungen, die man an ein natürliches, nebenwirkungsarmes Heilmittel stellen kann:

- Grapefruitkern-Extrakt bekämpft zahllose, potentiell schädliche Mikroorganismen, läßt aber die natürliche Bakterienbesiedelung in Mund- und Rachenraum, Darm und Vagina unangetastet.
- Das körpereigene Abwehrsystem wird durch Grapefruitkern-Extrakt gestärkt und angeregt.

- Grapefruitkern-Extrakt hat bei richtiger Dosierung keine Nebenwirkungen. Leichte Darmirritationen können auftreten, die aber durch vorübergehendes Absetzen oder eine verminderte Einnahmemenge sofort wieder aufhören.
- Selbst in einer Verdünnung von 1:1000 ist Grapefruitkern-Extrakt noch wirksam. So können sogar Menschen mit extrem empfindlicher Haut von den Anwendungen profitieren.
- Grapefruitkern-Extrakt weist eine extrem gute antioxidative Schutzwirkung vor sogenannten freien Radikalen auf. Freie Radikale entstehen automatisch bei jeder Stoffwechselaktivität, aber auch vermehrt durch Umweltverschmutzung, Strahlenbelastung und Tabakkonsum. Antioxidantien wie Grapefruitkern-Extrakt schützen Zellen, Vitamine, Hormone und Enzyme vor der Oxidation durch Sauerstoff und verhindern so die Entstehung schädlicher freier Radikale.

Achtung:
Unverdünnt darf der Grapefruitkern-Extrakt nicht direkt auf die Schleimhäute der Augen, des Mund- und Rachenraumes oder der Vagina gebracht werden. Das könnte zu Verätzungen führen. Im Notfall sofort mit reichlich klarem Wasser ausspülen und einen Arzt konsultieren!

Die Inhaltsstoffe des Grapefruitkern-Extraktes

Der Grapefruitkern-Extrakt, der aus den zermahlenen Kernen gewonnen wird, besteht zum größten Teil aus verschiedenen Bioflavonoiden und Glykosiden. Die Wirkung des Naturheilmittels beruht, wie fast immer, auf der Synergie, also dem Zusammenspiel der unterschiedlichen, optimal aufeinander abgestimmten Inhaltsstoffe.

Bioflavonoide sind vitaminähnliche Stoffe, die vereinzelt als Vitamin P bezeichnet werden, aber eigentlich nicht den Vitaminen zugerechnet werden können. Ihre Wirkungen sind

sehr vielseitig und verschieden. Grundsätzlich wirken sie blutungsmindernd, entzündungswidrig, gefäßabdichtend und antiallergisch. Bis heute wurden übrigens über 20 000 verschiedene Bioflavonoide mit unterschiedlichen Eigenschaften identifiziert. Die im Grapefruitkern enthaltenen Bioflavonoide zählen zu den wirksamsten Radikalenfängern.
Die Gruppe der Glykoside ist ebenfalls recht umfangreich. Es gibt Glykoside, die auf das Herz, die Leber und andere Organe direkt einwirken, oder ausgeprägte antiinfektive Eigenschaften haben, wie zum Beispiel die Senföl-Glykoside.

Die Herstellung des Präparates
Den Grapefruitkern-Extrakt selbst herzustellen, dürfte für eine Privatperson zu aufwendig bis fast unmöglich sein. Man braucht nämlich schon beachtliche Mengen der kleinen Kerne, die mit großen Walz- und Quetschmaschinen bearbeitet werden, um an den wertvollen Extrakt zu kommen. Grapefruitkern-Extrakt ist eine zähe, stark konzentrierte Flüssigkeit, die in der Regel mit Glyzerin verdünnt wird. Handelspräparate enthalten durchschnittlich 40 % reinen Grapefruitkern-Extrakt. Geringere Konzentrationen finden Sie in fertig zubereiteten Waschlotionen, Ohren- und Nasentropfen, Desinfektions- und Deosprays oder kosmetischen Produkten.

Einsatzgebiete für den Grapefruitkern-Extrakt
Grapefruitkern-Extrakt kann universell als Heilmittel bei allen *Bakterien-, Virus- und Pilzerkrankungen* verwendet werden. Er eignet sich auch gut zum *Desinfizieren* von Hautverletzungen oder von verschmutzten Wunden. 10 Tropfen Grapefruitkern-Extrakt auf ½ Liter Wasser genügen bereits, um zum Beispiel einen Brottopf oder einen Kühlschrank von Schimmelsporen zu befreien. *Infektionen des Mund- und Rachenraumes* oder der Genitalien können genauso mit dem verdünnten Extrakt behandelt werden wie der lästige *Herpes labialis*. Für Spülungen

und Gurgellösungen geben Sie 10 Tropfen Grapefruitkern-Extrakt auf ein Glas Wasser. Bei *Zahnfleischentzündungen* und nach *Zahnextraktionen* ist er ebenfalls wirksam. Mehrmals täglich anwenden. Diese Verdünnung kann auch getrunken werden. Gegen Herpes wird der Extrakt mit 9 Teilen Wasser versetzt. Auf einen Tropfen Extrakt kommen also 9 Tropfen Wasser. Mit einem Wattestäbchen direkt auf die betroffenen Hautpartien auftragen.

Gegen *unreine Haut, Akne, Hautmykosen und den Pilzbefall* von Zehen und Fingern hilft diese äußerliche Anwendung ebenfalls. Bei hartnäckigen Nagelpilzen kann der Extrakt unverdünnt mehrmals täglich direkt auf die betroffenen Areale aufgetragen werden.

Bei Hautkrankheiten aller Art, sogar bei der *Psoriasis*, sollten Sie die Anwendung von Grapefruitkern-Extrakt nicht unversucht lassen. Denn mitunter wurden hier schon gute Erfolge beobachtet.

> *Achtung:*
> Wenn Sie eine Lösung aus Grapefruitkern-Extrakt und Wasser für die innerliche oder äußerliche Anwendung herstellen, sollten Sie sie vor Gebrauch immer gut umrühren oder durchschütteln. Denn der Extrakt setzt sich sonst leicht im unteren Teil der Lösung ab und das Mischverhältnis stimmt somit nicht mehr.

Eine Domäne für dieses antibiotische Naturheilmittel ist die Behandlung des äußerst schwierig zu therapierenden Befalls des Organismus mit *Candida albicans*. Candida ist ein Hefepilz, der eine gestörte Darmflora in Windeseile überwuchern und sich dann über das Blut im ganzen Organismus verbreiten kann. Hochgradige Candidosen führen zu einer Fülle der unterschiedlichsten Beschwerden von Allergien, Neurodermitis, Asthma, Depressionen, Kopfschmerzen bis hin zu rheumatoiden Schmerzen und möglicherweise sogar zu Krebs. Grapefruitkern-Extrakt ist ein wirksames, nebenwirkungsfreies Therapeutikum bei Verdacht auf Candidose. Eine Stuhluntersuchung kann Verdachtsmomente erhärten. Allerdings muß eine solche Untersuchung mehrmals durchgeführt werden, da trotz eines Befalles nicht immer Pilzspuren im Stuhl sein müssen. Professionell durchgeführte Darmsanierungen, Colon-Hydro-Therapie und Ernährungstherapie sind wirkungsvolle Zusatzmaßnahmen.

Bei *Arteriosklerose und der koronaren Herzkrankheit* scheint der Grapefruitkern-Extrakt ebenfalls eine lindernde und vorbeugende Rolle zu spielen. Die Gefäße werden elastischer und besser für das Blut durchlässig. Vorbeugende Maßnahmen mit natürlichen Antibiotika gewinnen durch neuere Erkenntnisse, nach denen bestimmte Bakterien (Chlamydia pneumoniae) an der Entstehung der Arteriosklerose zumindest mitbeteiligt sind, neue Bedeutung.

Resistenzbildung

Mit dem Grapefruitkern-Extrakt gibt uns die Natur ein hochwirksames natürliches Antibiotikum zur Hand, das ebenso wie chemische Antibiotika nur im Ernstfall eingesetzt werden sollte.

Denn leider häufen sich in letzter Zeit Berichte darüber, daß der Grapefruitkern-Extrakt bereits an Wirksamkeit verliert, obwohl es sich hierbei um ein sehr »junges« Heilmittel handelt, das in Deutschland erst in den letzten zwei Jahren Furore gemnacht hat.

Dies könnte bereits ein erster Hinweis darauf sein, daß neuere, widerstandsfähiger gewordene Erregerstämme nicht mehr im gewohnten Maße auf natürliche Antibiotika reagieren. Selbstverständlich kann durch die übertriebene Anwendung von Grapefruitkern-Extrakt ebenfalls eine Resistenz entstehen!

Knoblauch

Der Knoblauch gehört zu den am genauesten untersuchten Heilpflanzen überhaupt. Sein botanischer Name Allium sativum belegt, daß er zur Gattung der Laucharten aus der Familie der Liliengewächse gehört, genau wie seine nächsten Verwandten, die Küchenzwiebel (Allium cepa), der Lauch (Allium porrum), der Bärlauch (Allium ursinum), die Schalotte (Allium ascalonium) und der Schnittlauch (Allium schoenoprasum). Aus einer Zwiebel wächst im Frühjahr ein aufrecht stehender Blütenschaft, der zwischen 30 und 100 cm hoch werden kann. Die ohne Stil direkt am Schaft ansetzenden Blätter sind etwa 1 cm breit und laufen spitz zu. Die Knoblauchzwiebel setzt sich aus der mittleren eiförmigen Hauptzwiebel und 6 bis 12, oder je nach Sorte auch mehr, gekrümmten Nebenzwiebeln, den Knoblauchzehen, zusammen. Geerntet wird der Knoblauch im Herbst und mitsamt dem Stengel und den Blättern getrocknet, bevor er in den Handel kommt oder über den Winter eingelagert wird. Jungen, frischen Knoblauch kann man schon im Frühsommer essen.

Über 4000 Jahre Knoblauch in der Medizin
Knoblauch gehört zu den ältesten und weitverbreitetsten Heilpflanzen überhaupt. Zahllose Sagen und Mythen ranken sich um seine Heilkräfte. In dem über 4000 Jahre alten Papyrus Ebers, den der deutsche Ägyptologe Georg Moritz Ebers etwa 1872 in ägyptischen Grabkammern fand, wird der Knoblauch 22mal medizinisch erwähnt. Auch in der Edda, der germanischen Helden- und Göttersage, werden Lauch und Knoblauch als die ersten und vornehmsten aller Pflanzen bezeichnet. Sowohl kriegerischen Mut als auch eiserne Gesundheit und hohe Zeugungskraft soll er denjenigen verleihen, die ihn regelmäßig und reichlich essen.
Die Abneigung gegen den intensiven Geruch, der einen nach

dem Verzehr von Knoblauch umgibt, war damals zum Glück nicht so groß wie heutzutage. Für die Geruchsbildung sind die stark schwefelhaltigen Verbindungen verantwortlich, die der Knoblauch reichlich enthält. Der typische Geruch wird durch den Wirkstoff Allicin hervorgerufen, der aus dem geruchlosen Alliin entsteht, wenn beim Kauen, Zerschneiden oder Pressen das Enzym Alliinase auf Alliin einwirkt. Unversehrter Knoblauch ist fast geruchlos, da Alliin und Alliinase in der Knoblauchzehe streng voneinander getrennt sind. Durch die Einnahme von Knoblauchkapseln, die sich erst im Magen auflösen, kann die Geruchsbildung etwas umgangen werden. Hochwertige Präparate stehen dem frischen Knoblauch in der Wirkung nicht nach, verursachen aber bei ausreichender Dosierung erheblich höhere Kosten.

Allicin ist ein Antibiotikum beachtlichen Ausmaßes: Es wirkt noch in einer Verdünnung von 1:125000 hemmend auf das Wachstum zahlreicher Bakterien, sogar auf Typhuserreger. Dies erkannte Louis Pasteur schon 1858. Frischer Knoblauchsaft wurde noch im 1. und 2. Weltkrieg zur Behandlung von Verwundungen eingesetzt. Natürlich ist die antibiotische Wirkung des Allicins geringer als die von Penicillin, aber es wirkt auch gegen penicillinresistente Keime! Schwefelfreie Knoblauchbestandteile wie Scordinin und Garlicin wirken ebenfalls keimhemmend. Knoblauch enthält weiterhin reichlich Mineralstoffe wie Kieselsäure, Kalium, Magnesium, Calcium, Phosphor, Jod und Eisen, Spurenelemente wie Zink, Mangan und Selen, Vitamin C (nur im frischen Knoblauch!), Provitamin A, Vitamin B1 und B2 und Nikotinsäureamid (= Niazin oder Vitamin PP). Tokokinine, die den Sexualhormonen ähnlich sind, belegen die jahrtausendealte Verwendung des Knoblauchs als Aphrodisiakum.

Heilwirkungen des Knoblauchs

Knoblauch enthält Phytinsäure, die zwar einerseits Mineralstoffe bindet, aber andererseits zu Inosit, einem vitaminähnlichen Wuchsstoff, umgebaut wird, der für das Haarwachstum und eine gesunde Haut sehr wichtig ist. Knoblauch-Alkaloide zeigen insulinähnliche und damit *blutzuckersenkende Eigenschaften*, so daß Knoblauch als unterstützendes Mittel bei der Zuckerkrankheit durchaus angebracht ist.

Knoblauch reguliert außerdem den *Blutdruck*, verringert das Risiko der *Arterienverkalkung*, beugt *Thrombosen* vor, stärkt die Abwehrkräfte, bekämpft neben *Bakterien* und *Viren* auch andere *Parasiten* wirkungsvoll und senkt den *Cholesterinspiegel*. Neuere Untersuchungen haben gezeigt, daß Knoblauch besonders bei älteren Menschen die Gefäße wieder geschmeidiger macht. Es ist also nie zu spät, mit dem Knoblauchessen anzufangen!

Übrigens gilt Knoblauch bei zahlreichen Heilpflanzenforschern und -verordnern als wirksames Mittel zur Krebsvorbeugung. In Tierversuchen wurden eindeutig *wachstumshemmende Effekte auf Krebszellen* festgestellt, die übrigens nur mit dem ganzen Knoblauch, nicht mit einzelnen, konzentrierten Wirkstoffen erzielt werden konnten. Noch bedeutender sind aber Untersuchungen, die belegen, daß in Ländern oder Landstrichen, in denen die Menschen reichlich und regelmäßig Knoblauch essen, die Zahl der Krebserkrankungen deutlich niedriger ist als anderswo.

Nach dem Verzehr kommt der Knoblauch, frisch oder als Präparat, zunächst einmal in den Verdauungstrakt. Bereits hier entwickelt er viele günstige Wirkungen auf den Organismus. Auch hier zeigt sich wiederum, daß ein natürliches Antibiotikum die gesunden Darmkeime nicht angreift. Im Gegenteil: Knoblauch stärkt die Drüsen des Verdauungstraktes und hat heilende Effekte auf die Darmschleimhaut. Dadurch wird diese von sich heraus befähigt, die natürliche Darmflora aufzubauen. Störende Keime werden durch den Knoblauch geschwächt und ausgeschieden. Knoblauch ist ein ausgezeichnetes Heilmittel für den Darm, das bei *Blähungsbeschwerden*,

Durchfall und *Darmverkrampfung* hilft. Knoblauch unterstützt eine Symbioselenkung, also eine Therapie, die das Ziel hat, die natürliche Darmflora wiederherzustellen, hervorragend. Er hat einen überaus günstigen Einfluß bei chronischem und akutem Durchfall, sogar bei blutig-schleimigem Stuhl. Erreger von Darminfektionen werden wirkungsvoll bekämpft. So ist er in den meisten Ländern der Welt ein problemlos zu beschaffendes Heilmittel für Reisedurchfälle.

Knoblauch schädigt auch das Bakterium Helicobacter pylori, das für die Entstehung von Magengeschwüren und eventuell sogar von Magenkrebs mitverantwortlich ist, wie neuere Forschungen belegen.

Knoblauch regt die Produktion und Absonderung der Gallenflüssigkeit an und fördert so die Spaltung und Verdauung der Nahrung; blähende Fäulnis- und Gärprozesse werden verhindert.

Die Volksheilkunde kennt Knoblauch als gutes Mittel bei *Bronchitis*. Diese Anwendung ist zwar weniger bekannt, aber dennoch wirkungsvoll. Die entkrampfende Wirkung auf die Bronchien fördert das Abhusten, und Keime werden vernichtet. Wegen des Kieselsäuregehaltes wird der Knoblauch in alten Heilkräuterbüchern als zusätzliches Heilmittel bei chronischem Altershusten und sogar bei Lungenentzündung und Tuberkulose erwähnt. Zu den entkrampfenden, keimtötenden und allgemein kräftigenden Effekten kommt noch die stärkende Wirkung der Kieselsäure auf das Lungengewebe hinzu.

Knoblauch gegen Schwermetalle

Die im Knoblauch enthaltenen Schwefelverbindungen sind in der Lage, mit Schwermetallen, wie Quecksilber, Blei und Cadmium, unschädliche Verbindungen einzugehen, die der Körper relativ leicht ausscheiden kann. Schwermetalle sind z.B. in Zahnfüllungen aus Amalgam enthalten oder sie gelangen über die Atemluft durch Auto- und Industrieabgase in den

Körper. Sie schädigen auf lange Sicht Nerven, Nieren, Lungen und Leber.

Nach dem fachgerechten Herausbohren von Amalgamfüllungen empfiehlt es sich, ein großes Glas lauwarme Milch zu trinken, in die ein bis zwei Zehen zerdrückter Knoblauch gerührt wurden.

Die richtige Dosierung
Wichtig ist die regelmäßige Einnahme, wenn man Knoblauch als vorbeugendes und gesundheitsförderndes Mittel einsetzen will. 2 bis 3 Zehen sind eine ausreichende Tagesdosis. Zur Behandlung von Durchfällen können 5 bis 10 Zehen über den Tag verteilt gegessen werden. Grundsätzlich ist es besser, die Dosis über den Tag zu verteilen, da die ätherischen Knoblauchöle einen empfindlichen Magen reizen können, wenn sie in zu hoher Dosierung eingenommen werden. Knoblauchpillen sollten nach den Angaben des Herstellers eingenommen werden, eine selbstgemachte Knoblauchtinktur wird mit 2- bis 3mal 15 Tropfen pro Tag dosiert.

> *Achtung:*
> Die antibiotischen Eigenschaften des Knoblauchs werden durch Erhitzen gemindert, gehen aber nicht gänzlich verloren. Knoblauch sollte daher nicht zu stark erhitzt werden, da er sonst bitter wird und die Speisen den Geschmack annehmen. Das Lauchgewächs deshalb erst gegen Ende des Koch- oder Bratvorganges zugeben.

Bärlauch – der Bruder des Knoblauchs aus dem Wald
Bärlauch, der schattige, kühle Standorte im Wald liebt, steht dem Knoblauch sowohl von den Inhaltsstoffen, als auch von den Heilwirkungen in nichts nach. Er ist ein ganz hervorragendes *Blutreinigungsmittel* und bewährt sich sehr gut bei allen chronischen *Hautausschlägen*. Allerdings verliert der

Bärlauch den größten Teil seiner Wirkungen beim Trocknen. Deshalb ist er frisch eine ideale Pflanze für Frühjahrskuren. Versuchen Sie Bärlauch in Ihrem eigenen Garten anzusiedeln, oder sammeln Sie die Blätter etwa im April alle paar Tage frisch, und verwenden Sie sie für Salate oder als Butterbrotbelag in reichlicher Menge. Eine alljährliche 3- bis 4wöchige Bärlauchkur ist ein wahrer Jungbrunnen.

Die Zubereitung einer Knoblauchtinktur

Um eine gute Knoblauchtinktur herzustellen, brauchen Sie nur 400g geschälte Knoblauchzehen und ¼ Liter möglichst hochprozentigen klaren Schnaps, zum Beispiel Korn oder Wodka. Den Knoblauch mit der Knoblauchpresse zerquetschen und gut verschlossen 2 Wochen lang in dem Alkohol an einem kühlen und dunklen Ort stehenlassen. Dann durch ein feines Baumwolltuch oder einen Kaffeefilter abgießen und eine weitere Woche stehenlassen.

Sinnvoll ist eine sogenannte Schaukeldosierung: Die Tinktur wird 3mal täglich genommen, jeweils morgens, mittags und abends. Steigern Sie die Menge bei jeder Einnahme um einen Tropfen, bis Sie am siebten Tag mittags bei 20 Tropfen angelangt sind. Nun die Tropfenzahl wieder kontinuierlich um einen Tropfen reduzieren. Ab 5 Tropfen wieder bis 20 Tropfen steigern, usw. Dieses Verfahren bewirkt, daß sich der Körper nicht so sehr an einen gleichförmigen Reiz gewöhnt und verhindert Überempfindlichkeitsreaktionen. Bei guter Verträglichkeit können natürlich auch 3mal 15 Tropfen über mehrere Wochen eingenommen werden.

Frischer Knoblauch für äußerliche Anwendungen

Zur Behandlung von kleineren Wunden, Insektenstichen oder Hautpilzen kann Knoblauchsaft mit wenig Wasser verdünnt oder nach folgender Methode angewendet werden: 5 bis 10 Knoblauchzehen werden zerdrückt und dem Saft etwa die

10fache Menge 30- bis 40%iger Alkohol zugegeben. Diese Mischung ist, kühl und dunkel gelagert, einige Monate haltbar. Auf Warzen, Furunkel oder hartnäckige Pickel kann eine Scheibe Knoblauch, durch ein Pflaster fixiert, direkt aufgelegt und für mehrere Stunden am Ort belassen werden.

Zur Auswahl von Knoblauchpräparaten
Zahlreiche Firmen bieten Knoblauchpräparate mit stark schwankenden Wirkstoffkonzentrationen an. Für den Laien und den Fachmann ist es fast unmöglich, die Qualität eines Produktes zu beurteilen, auf dem keine Angaben über den Gehalt der Hauptwirkstoffe Alliin oder Allicin gemacht werden. Im schlimmsten Fall kann es sich dann um ein minderwertiges Produkt handeln. Natürlich ist der Hauptwirkstoff nicht das Maß aller Dinge, aber es stellt doch eine gewisse Sicherheit dafür dar, daß alle Wirkstoffe in einem Präparat enthalten sind, wenn es beim Hauptinhaltsstoff ausreichende Konzentrationen vorweisen kann. Fragen Sie im Zweifelsfall Ihren Behandler, Apotheker oder Reformhaus-Fachverkäufer.

Propolis

Dieser Naturstoff ist ein Gemeinschaftsprodukt aus Pflanzen- und Tierwelt. Bisher hatten wir es immer mit rein pflanzlichen Heil- und Wirkstoffen zu tun, aber auch tierische Lebewesen benützen antibiotisch wirksame Stoffe, um sich vor Bakterien, Viren und anderen Parasiten zu schützen.
Wenn in den Monaten August bis Oktober die Hauptsammelzeit für den Blütenhonig vorbei ist und sich das Bienenvolk wieder auf die Überwinterung vorbereiten muß, sammeln bestimmte Arbeitsbienen Harze von Blattknospen und Rinden verschiedener Baumarten. Vor allem Pappeln, Weiden, Birken, Kastanien, Tannen und Fichten werden angeflogen, um

dort die klebrige Substanz zu ernten. Auch Obstgehölze und einzelne Kräuter werden für die Propolisgewinnung genutzt. Der Name Propolis kommt aus dem Griechischen und bedeutet soviel wie »vor der Stadt«, was besagt, daß die Bienen mit dieser Substanz ihre Stöcke verschließen, schützen und festigen. Sinngemäß kann man Propolis nämlich auch als »städtische Verteidigungsanlage« übersetzen. Alle Ritzen und Lücken, die schmaler als zirka 4,5 mm sind, werden von den fleißigen Arbeiterinnen gleich mit Propolis abgedichtet, größere Löcher zunächst mit Wachs. Diese Eigenart der Bienen machen sich die Imker zunutze, indem sie kleine Ritze künstlich am Bienenstock anbringen, um anschließend das Kittharz sammeln zu können. Allerdings dürfen pro Jahr einem Bienenvolk nicht mehr als 100 g Propolis entzogen werden, ohne den Insekten zu schaden.

Die Bienen überziehen aus Hygienegründen alle Wände ihres Stockes mit einer hauchdünnen Propolisschicht. Neugebaute Waben werden ebenfalls erst einmal mit Propolis gereinigt und desinfiziert, bevor die Königin ihre Eier darin ablegt. Daß die Bienen Propolis zur Mumifizierung der sterblichen Überreste unerwünschter Eindringlinge verwenden, hat die Wissenschaftler auf die ausgeprägten antibakteriellen Eigenschaften des Kittharzes gebracht: Die Kadaver verwesen durch dieses Vorgehen nicht, und das Bienenvolk ist vor üblen Gerüchen und schädlichen Bakterien geschützt. Man weiß auch, daß die Einflugslöcher der Bienenstöcke mit Propolis bestrichen werden, so daß die Bienen beim Anflug ihre Beinchen quasi desinfizieren, bevor sie die gute Stube betreten.

Die Inhaltsstoffe des Propolis

Das gesammelte Baumharz wird erst durch die Vermengung mit den Verdauungssekreten der Bienen zu Propolis. Diese Sekrete enthalten Enzyme, die in der Lage sind, arzneilich wirksame Substanzen aus dem pflanzlichen Harz herauszulösen. Das hochkomplexe Bienenvolk beherrscht gewissermaßen eine Technik der Arzneimittelherstellung aus Pflanzen durch Verarbeitung des Rohstoffes. Und das seit Jahrmillionen. Die aktivsten Substanzen in Propolis sind Flavone und Flavonoide, organische Säuren und ätherische Öle. Auch Blütenpollen, die pro Jahr in einer Menge von rund 50 kg von einem einzigen Bienenvolk gesammelt werden, machen einen Gewichtsanteil von rund 5 % aus. Diese Pollen alleine sind die reinsten Kraftwerke der Natur, die eine ganze Reihe heilsamer Wirkungen auf den menschlichen Organismus haben. Propolis enthält über 130 verschiedene Bestandteile, die zum großen Teil noch gar nicht genau identifiziert worden sind. Darunter auch zahlreiche Mineralien und Spurenelemente wie Calcium, Eisen, Kupfer, Kobalt, Nickel, Zink, Silicium, Vanadium und Titan. Spurenelemente braucht unser Körper in winzigen Mengen für zahlreiche lebenswichtige biochemische Prozesse, unter anderem für ein gutes Abwehrsystem.

Wissenschaftliche Untersuchungen

Heutzutage beschäftigen sich renommierte Institute wie das Max-Planck-Institut für Biochemie in München mit dem natürlichen Antibiotikum Propolis. Seit den 50er Jahren untersucht und bestätigt die moderne medizinisch-pharmazeutische Forschung die hohe Wirksamkeit der Substanz gegen Bakterien, Viren und Pilze. Vor allem der Däne Karl Lund Augaard hat sich sehr intensiv mit Propolis auseinandergesetzt. Testreihen an rund 16 000 Personen haben folgende Sachverhalte bestätigt:

- Propolis ist ein gegen zahlreiche Mikroorganismen wirksames *Antibiotikum*, das, abgesehen von sehr seltenen allergischen Reaktionen, keine Nebenwirkungen hervorruft und nicht zur Bildung von resistenten Keimen führt. Die Flavone und Flavonoide verstärken beim Menschen wie ein Katalysator die Wirksamkeit der immunologischen Körperabwehr.
- Propolis aktiviert die Thymusdrüse, ein zentrales Organ im menschlichen Hormon- und Immunsystem.

- Propolis erhöht die Zellstoffwechsel- und die Zellteilungsrate bis auf das Doppelte, was die beträchtlichen wundverschließenden und entzündungshemmenden Eigenschaften des Naturproduktes erklärt. Dies könnte auch den guten Effekt bei *Akne- und Herpeserkrankungen* mit begründen.
- In der geriatrischen Therapie, also der Behandlung alter Menschen, hat Propolis gezeigt, daß es sowohl das körperliche als auch das psychische Befinden bei kurmäßiger Einnahme verbessern kann.
- Grundsätzlich hilft Propolis bei allen entzündlichen und sogar bei *eitrigen Erkrankungen der Haut und der Schleimhäute*. Damit wird ein sehr breites Anwendungsfeld abgesteckt, sind doch alle inneren Oberflächen des menschlichen Körpers mit verschiedenen Arten von Schleimhaut ausgekleidet, zum Beispiel der gesamte Verdauungstrakt von der Mundhöhle bis hin zum Enddarm oder die Atmungsorgane von der Nase über die Bronchien bis in das kleinste Lungenbläschen. Auch die Harn- und Geschlechtsorgane sprechen gut auf das Bienenkittharz an, ebenso die Gelenke, die ebenfalls mit feinen Häuten überzogen sind, die ein schmerzfreies Gleiten der Gelenkkörper garantieren müssen.
- Propolis hat sich als unterstützendes Heilmittel bei zahlreichen *Stoffwechselstörungen* bewährt. Hoher Blutfettspiegel und Durchblutungsstörungen werden günstig beeinflußt. Natürlich kann kein Mittel der Welt die Folgen einer fortgesetzten, ungesunden und unvernünftigen Ernährungs- und Lebensweise beseitigen.

Propolis in der Allergiebehandlung

Viele Forschungsergebnisse weisen darauf hin, daß Propolis sogar *antiallergische Wirkungen* hat. Das könnte an der Kombination der Wirkstoffe mit dem nicht unerheblichen Pollenanteil im Kittharz liegen. Werden einem Pollenallergiker nämlich bereits Wochen vor dem zu erwartenden Beginn seiner Beschwerden Blütenpollen zur Einnahme in vorsichtiger Dosierung verabreicht, besteht die Chance, das sich der Organismus über den Darm an die Allergene zu gewöhnen beginnt und nicht mehr so heftig reagiert, wenn die Pollen dann auf die klassische Art über die Atemwege eindringen. Werden diese Pollen wie in Propolis noch durch entzündungshemmende und abschwellende Wirkstoffe ergänzt, kann sich das je nach Schwere der Allergie günstig auswirken. Das Propolis sollte hierzu aber von einem Imker stammen, der nicht weiter als zirka 10 km von Ihrem Wohnort entfernt ist.

Ein kleiner Test kann allergiegefährdeten Menschen einen Hinweis darauf geben, ob sie Propolis vertragen: Etwas Propolissalbe oder -öl auf einen etwa 5-Mark-Stück-großen Bereich in der Ellenbeuge oder der Innenseite des Unterarmes im Abstand von 24 Stunden dreimal hintereinander auftragen. Zeigt sich keine Reaktion in Form einer deutlichen Rötung, wird Propolis höchstwahrscheinlich gut vertragen.

Die folgende Tabelle gibt eine Übersicht über die Anwendungsmöglichkeiten von Propolis.

- *Erkrankungen im Bereich Hals-Nase-Ohren:*
  Entzündungen der Mund- und Rachenschleimhaut
  Schnupfen, chronisch und akut
  Nebenhöhlenentzündungen
  Mandelentzündungen, auch eitrig
  äußerlich bei Ohrenentzündungen
- *Erkrankungen der Atemwege:*
  Heuschnupfen
  Husten und Bronchitis, akut und chronisch
  Bronchialasthma
  unterstützend bei Tuberkulose
- *Erkrankungen der Verdauungsorgane:*
  Zahnfleischentzündungen
  Mund- und Zahnhygiene allgemein
  Mundgeruch

Aphthen
Parodontose
Mundsoor
Zahnschmerzen
Zahninfektionen, Nachbehandlung von Zahnextraktionen
Magenschleimhautentzündung
Geschwüre in Magen und Darm
Gallenblasenentzündungen
Gallenschmerzen allgemein
- *Unterleibsorgane:*
Entzündungen der Nieren, Harnwege und der Blase
Prostataleiden beim Mann
Infektionen der Vagina
Fluor vaginalis: Scheidenausfluß verschiedenster Ursache
- *Haut und Hautanhanggebilde:*
Schuppenflechte (Psoriasis)
Herpes labialis
Strahlenschäden
übermäßige Verhornung, z.B. der Handflächen
Abszesse, Furunkel
schlecht heilende, entzündete, auch eitrige Wunden
Warzen, Hornhaut, Schwielen, Hühneraugen, Narben
Windeldermatitis
- *Verletzungen:*
Schnittwunden, zur Infektionsprophylaxe
Quetschungen
Frostbeulen, Erfrierungen
Verbrennungen, Sonnenbrand
- *Stoffwechselstörungen:*
rheumatischer Formenkreis
Bluthochdruck
erhöhter Blutfett- und Cholesterinspiegel
Durchblutungsstörungen
Arteriosklerose

- *Immunschwäche:*
  rezidivierende Infekte der Atemwege, Mandeln und Harnorgane
  allgemeine Abwehrschwäche
  Erkältungsvorbeugung

Das Bienenkittharz ist gelöst als Tinktur, in Tablettenform, als Salbe und als Öl im Handel erhältlich. Viele Kosmetikprodukte von der Tagescreme bis zur Zahnpasta enthalten ebenfalls Propolis, allerdings oft in nur sehr geringer Menge. Erkundigen Sie sich im Naturkostladen oder in Ihrer Apotheke nach hochwertigen Erzeugnissen. Eine gute Tinktur hat einen Propolisanteil von 50 bis 70%.

Bei *entzündlichen Erkrankungen der Nasennebenhöhlen*, der Mundschleimhaut, des Zahnfleisches und des Halses können Sie 10 bis 20 Tropfen Propolistinktur auf eine halbe Scheibe Brot geben und diese mit gründlichem Kauen essen. Dadurch wird der gesamte Mundraum benetzt, ätherische Anteile erreichen die Nebenhöhlen.

Zur allgemeinen *Abwehrsteigerung* und Kräftigung nehmen Sie 2- bis 3mal täglich 10 Tropfen Propolistinktur in etwas Wasser schluckweise zu sich. So eine Kur kann mehrmals im Jahr wiederholt werden und sollte jeweils 3 bis 4 Wochen dauern.

Bei *Fußpilz* tragen sie die Tinktur unverdünnt morgens und abends mit einem Wattestäbchen auf die betroffenen Stellen auf und lassen sie antrocknen.

Teebaumöl

Teebaumöl ist eine ätherisch-ölige Essenz aus den Blättern des australischen Teebaumes. Der Teebaum gehört zur großen Familie der Myrtengewächse, die fast ausschließlich in tropischen Regionen vorkommen. Obwohl es in Australien, der Urheimat dieser Pflanze, über 300 verschiedene Unterarten gibt, ist für medizinische Zwecke die Art mit der botanischen Bezeichnung Melaleuca alternifolia optimal geeignet und wird fast ausschließlich zur Ölgewinnung herangezogen. Melaleuca alternifolia ist mit bis zu 7 Metern Höhe die kleinwüchsigste Teebaumart in Australien. Der Baum hat weiche, hellgrüne Blätter, die eher wie Nadeln aussehen, die Zweige ähneln denen von Rosmarin. Die Blüten sind cremefarben bis gelb und sehen ein wenig aus wie Flaschenbürsten. Das hellgrüne, aromatisch duftende Öl wird aus den Zweigen und den Blättern gewonnen. Das Öl befindet sich, ähnlich wie beim Eukalyptus, in Form winziger Tröpfchen in sogenannten Sekretlücken in Rinde und Blättern. Den Namen Melaleuca verdankt die Pflanze ihrem Stamm, der unten schwarz (griech.: melus) und oben weißlich und papierähnlich (griech.: leucon) ist.

Der Teebaum ist übrigens nicht mit dem Teestrauch verwandt, von dem die Blätter für den schwarzen und grünen Tee geerntet werden. Die britischen Seefahrer unter Captain James Cook nannten die Pflanze Tea-Tree, weil sich aus den Blättern, einer bekannten englischen Vorliebe folgend, ein würziger und erfrischender Tee zubereiten ließ. Der Botaniker Sir Joseph Banks brachte schon 1770 von einer seiner Forschungsreisen mit Captain Cook Teebaumblätter mit nach England, aber es verstrich noch sehr viel Zeit, bis die westlichen Forscher der vielseitigen medizinischen Verwendbarkeit der ölhaltigen Pflanze auf die Spur kommen sollten. Die Seefahrer, so wird es überliefert, haben aus Teebaumblättern und Tannensprossen übrigens sogar ein relativ wohlschmeckendes Bier gebraut.

Medizin der Ureinwohner

Die Aborigines, die australischen Ureinwohner, die den australischen Busch und die endlosen Wüstenregionen des fünften Kontinentes über 40000 Jahre lang im Einklang mit der Natur bewohnt hatten, bevor sie von den weißen Einwanderern gnadenlos verfolgt und nahezu ausgerottet wurden, wußten schon immer über die enormen Heilkräfte des Teebaumes Bescheid. Sie benützten die Blätter, um Wunden, Bisse und alle Arten von *Hautinfektionen* zu behandeln. Die frühen weißen Siedler Australiens, die Gold- und Opalsucher, die Holzfäller und Abenteurer, mußten, weitab von der westlichen Zivilisation, viele Male auf die Heilkünste der Aborigines zurückgreifen, um ihr Leben zu retten.

Bei *Erkältungskrankheiten und Bronchitis* bereiteten die Buschmänner Abkochungen aus den Blättern zu, die zum Trinken oder zum Inhalieren verwendet wurden. *Infizierte Wunden* konnten mit dem Teebaumtee gespült werden, und Schlammpackungen mit zermahlenen Blättern eigneten sich zur Behandlung chronischer und akuter Hauterkrankungen.

Die medizinische Erforschung des Teebaumes

Zahlreiche Berichte über scheinbar wunderbare Heilerfolge mit Teebaumzubereitungen hatten die Forscher in ihren biochemischen Laboratorien neugierig gemacht. Im Jahre 1925 veröffentlichte der australische Chemiker Arthur Penfold in Sydney die Ergebnisse dreijähriger Reihenuntersuchungen, die die medizinische Welt aufhorchen ließen. Es stellte sich heraus, daß Teebaumöl eine 10- bis 13fach stärkere antiseptische Wirkung hat als das damals gebräuchliche Phenol (= Karbolsäure). Die Mediziner zögerten nicht lange und sammelten in den folgenden Jahren Erfahrungen in der Anwendung der neuen Substanz bei Blutvergiftung, eitrigen und entzündeten Wunden, Karbunkeln, Eiterherden, in der Zahnmedizin und zur Flächen- und Instrumentendesinfektion. 1930 erschienen weitere medizinische Fachartikel, in denen Teebaumöl als starkes natürliches Antibiotikum gepriesen wurde, das keine Nebenwirkungen auf das behandelte Gewebe hat und für den Menschen nicht giftig ist. Gegen Ende der 30er Jahre hatte Teebaumöl bereits den Ruf, ein wahres Wundermittel im Kampf gegen praktisch alle Infektionen mit Bakterien, Viren und Pilzen zu sein.

Unter dem Eindruck der gewaltigen Erfolge der synthetischen Chemie bei der Antibiotikaherstellung verblaßte dieser Ruf in den kommenden Jahrzehnten wieder. Mit synthetischen Stoffen, die nicht unter widrigen Umständen im australischen Busch geerntet werden mußten, war einfach schneller und mehr Geld zu verdienen, so daß die chemisch-pharmazeutische Industrie das Interesse an Melaleuca alternifolia gänzlich verlor. Allerdings gab es immer Ärzte und Wissenschaftler, die die Anwendung von Teebaumöl nicht vergessen hatten und vor allem in aussichtslosen Fällen, die nicht mehr auf chemische Antibiotika reagierten, erstaunliche Erfolge erzielten. Vor, während und nach dem zweiten Weltkrieg wurde immer wieder von Erfolgen bei der Wundtherapie, schwerwiegenden Genitalinfektionen, Pilzerkrankungen von Haut und Schleimhäuten und verschiedenen bakteriellen Infektionen berichtet.

Seit Anfang der 80er Jahre nehmen die systematischen Untersuchungen des Teebaumöls, sicher angesichts des immer drängender werdenden Resistenzproblemes bei synthetischen Antibiotika, wieder zu. Teebaumöl konnte sich als wirksame und sehr gut verträgliche Alternative zur Therapie von *Akne*, *Scheidenentzündungen* (sogar bei schwangeren Frauen), *Candidamykosen* des Mund- und Rachenraumes und des Darmes, *bakteriellen und viralen Infektionskrankheiten* der Atemwege und bei *Pilzbefall* von Haut und Nägeln bewähren.

Wo kommt Teebaumöl heute her?

Aufgrund des regelrechten Booms sind seit den zaghaften und schwierigen Anfängen etwa ab dem Jahr 1976 zahlreiche Teebaumplantagen in Australien aus dem Boden gestampft worden. 1985 wurden rund 10 Tonnen Teebaumöl produziert, 1992 erreichte der Weltbedarf bereits an die 700 Tonnen. Diese Entwicklung ist für die Natur in Australien nicht ohne Gefahren. Melaleuca alternifolia braucht sehr viel Wasser, das im tropisch heißen Australien Mangelware ist, und es werden große Mengen an Pestiziden gebraucht, um die riesigen, unnatürlichen Monokulturen am Leben zu erhalten. Sie müssen deshalb unbedingt darauf achten, nur Teebaumöl von Firmen zu kaufen, die ihre Plantagen biologisch bewirtschaften bzw. den größten Teil ihrer Produktion aus Wildsammlung decken. Meist ist dieses Öl teurer, aber dafür auch hochwertiger. Fragen Sie im Naturkostladen genau nach, ob das angebotene Öl von entsprechenden Lieferanten stammt! Es wäre doch schizophren, ein Naturprodukt für die Gesundheitspflege zu verwenden und dabei in Kauf zu nehmen, daß eine einmalige Naturlandschaft zerstört wird!

Die Inhaltsstoffe von Teebaumöl

Ursprünglich wurden Teebaumblätter geerntet, indem die Schnitter mit einer scharfen Machete und einem großen Sack bewaffnet im australischen Busch die Äste der Teebäume bis zu einer Höhe von zirka zwei Metern abschnitten. Anschließend wurden die Blätter von den Zweigen gestriffen. Ein erfahrener Arbeiter kann an einem Tag bis zu einer Tonne Blätter ernten. Daraus können dann 6 bis 10 Liter Öl gewonnen werden. Altbewährt und bestens geeignet ist zur Ölgewinnung das Verfahren der Wasserdampfdestillation. Die Rohmasse wird erhitzt und der entweichende Dampf mit dem Öl aufgefangen. Durch Abkühlen des Dampfes verflüssigt er sich wieder, und das Öl kann durch Filtration gewonnen werden.

Teebaumöl ist eine äußerst komplex aufgebaute Substanz, die sich aus rund 100 verschiedenen Bestandteilen zusammensetzt. Die Hauptstoffe sind Terpine, Pinene, Cymene, Terpinen-4-ol und Cineol. Substanzen wie Virdifloren und Allylhexanoat sind nur sehr selten im Pflanzenreich zu finden und erregen deshalb das Interesse der Forscher. Natürlich schwanken die Wirkstoffkonzentrationen bei einem Naturprodukt teilweise erheblich, je nach den Bodenverhältnissen, Erntezeitpunkt und vielem mehr. Deshalb wurden Qualitätsstandards geschaffen, nach denen fertiges Teebaumöl untersucht wird. Der Cineolgehalt kann im Extremfall zwischen 2 und 65% schwanken! Cineol (=Eucalyptol) ist auch der Hauptbestandteil des Eucalyptusöles. Es wirkt gut bei Beschwerden der Atemwege, kann aber bei zu hoher Dosierung die Schleimhaut und die Haut irritieren. Deshalb schreibt der Qualitätsstandard der australischen Gesundheitsbehörde für ein gutes Teebaumöl einen Höchstgehalt von 5% Cineol vor. Ist der Gehalt an Terpinen zu gering, nimmt die antibiotische Wirkung des Öles stark ab. Man hat daher festgelegt, daß gutes Teebaumöl 35–40% Terpinen-4-ol enthalten muß.

Lagerung von Teebaumöl
Teebaumöl neigt unter Lufteinwirkung zur Oxidation, Qualität und Wirkkraft lassen nach. Daher muß das Öl in einem luftdicht schließenden, dunklen Glasfläschchen, lichtgeschützt gelagert werden. Kaufen Sie nur kleine Mengen Öl, die Sie innerhalb eines Jahres verbrauchen, denn die Zeit mindert die Qualität ebenfalls, besonders bei einem bereits geöffneten Fläschchen. Teebaumöl erhalten Sie in reiner Form im Handel, aber auch als Zusatz in zahlreichen Pflegeprodukten.

Anwendungsbeispiele und Rezepte
- *Zur groben Oberflächendesinfektion:* 2 ml Teebaumöl in 8 Liter Putzwasser geben.
- *Zur Luftreinigung in Krankenzimmern:* 3 bis 4 Tropfen Teebaumöl in der Aromalampe verdampfen lassen.
- *Bei Akne, entzündeten Hautarealen:* Einige Tropfen Teebaumöl mit einem Wattestäbchen direkt auftragen.
- *Bei Herpes, Fieberbläschen:* Teebaumöl unverdünnt, bei empfindlicher Haut mit der gleichen Menge Jojobaöl vermischt, auftragen.
- *Fuß- und Nagelpilze:* 2- bis 3mal täglich Teebaumöl unverdünnt auftupfen.

- *Fußbad zur Vorbeugung gegen Fußpilz:* 10 Tropfen Teebaumöl auf 4 Liter warmes Wasser geben. Füße zirka 10 Minuten darin baden.
- *Spül- und Gurgellösung:* 5–10 Tropfen Teebaumöl auf einen Zahnputzbecher Wasser geben.
- *Einreibung bei Husten und Bronchitis:* 1 EL Olivenöl mit 3–5 Tropfen Teebaumöl vermischen, Brust und Rücken damit einreiben.
- *Öl für zarte, gepflegte Haut:* 10 Tropfen Teebaumöl mit 250 ml Mandelöl vermischen. Nach dem Duschen oder Baden sanft einmassieren.

Thymian

Der Gartenthymian mit der lateinischen Bezeichnung Thymus vulgaris ist eine in unseren Breiten oft angebaute Heil- und Gewürzpflanze, die ursprünglich aus dem Mittelmeergebiet stammt. Thymian gehört zur botanischen Familie der Lippenblütler der 10 bis 40 cm hohen Sträucher. Die aufrechten Stengel sind vierkantig und leicht behaart. Sie sind mit kleinen, 4 bis 10 mm langen elliptischen Blättern dicht besetzt. Die Blättchen schimmern auf der Unterseite gräulich, weil sie mit feinsten Härchen versehen sind. Die Oberseite ist glatt. Die Blattränder sind leicht eingerollt. Wild wächst nördlich der Alpen nur der Quendel oder Bergthymian, der in deutlich geringerer Konzentration ähnliche Inhaltsstoffe wie der Gartenthymian besitzt. An heißen Tagen verströmt die in der südländischen Küche sehr beliebte Gewürzpflanze einen aromatischen Duft.

Heilanzeigen des Thymians
Das ätherische Öl des Thymians bringt vor allem der Lunge und den Bronchien schnelle Hilfe bei *Bronchitis, Keuchhusten und asthmatischen Beschwerden*. Thymianöl wird nämlich bei

Einnahme vor allem über die Lungenbläschen und die Atemluft ausgeschieden und kommt so unmittelbar am Ort der Erkrankung zur Wirkung. Thymianöl entkrampft die Bronchien, löst festsitzenden Bronchialschleim und erleichtert das Abhusten. Thymian findet als Tee in der Volks- und Naturheilkunde vor allem bei krampfhaften Beschwerden der Atemwege Verwendung. Aber auch in vielen Magen- und Darmtees können Sie Thymian finden. Er hilft *Blähungen* zu erleichtern und fördert die Verdauung. Aus diesem Grund ist Thymian auch als Gewürz für fette oder schwer verdauliche Speisen geeignet.

Sogar leicht betäubende und *schmerzstillende Eigenschaften* werden der Pflanze zugesprochen, weshalb sie in Auflagen und schmerzstillenden Salben zur Wundbehandlung verwendet wird. In den Schriften der Äbtissin Hildegard von Bingen wird Thymian als allgemeines *Stärkungsmittel* empfohlen. Andere Kräuterbücher des Mittelalters empfehlen das Heilkraut auch als Mittel zur *Förderung der Monatsblutung*, bei *Parasiten* aller Art, *Kopfschmerzen, rheumatischen Beschwerden, Hals- und Rachenentzündungen*. Diese Anwendungen haben sich in der Volksmedizin über Jahrhunderte bewährt, und vieles hat in neuerer Zeit durch die moderne Heilpflanzenforschung eine Bestätigung erfahren.

Die Inhaltsstoffe des Thymians

Thymian enthält viel ätherisches Öl mit bis zu 50% Thymol, ferner Carvacrol, Borneol, Thujanol, Linalol, Geraniol, Cymol und Pinen, außerdem Gerb- und Bitterstoffe, Flavonoide und Harze. Mit dem ätherischen Öl wollen wir uns näher beschäftigen, denn auf ihm beruht die hervorragende antibiotische Wirkung. Thymol, der Hauptbestandteil des Öls, wirkt bis zu 25mal stärker gegen Mikroorganismen als das chemische Desinfektionsmittel Phenol!

Auch die Hauptwirkstoffe des Thymians, nämlich Thymol und Carvacrol, gehören chemisch gesehen zur Gruppe der

Phenole. Allerdings gibt es reines Phenol in der Pflanzenwelt nicht, es wird als Desinfektionsmittel aus Mineralöl gewonnen. Die Phenole des Thymians gehören zur Untergruppe der Monoterpenphenole. Und das ist gut so, denn diese natürlichen Phenole haben eine deutlich größere antiseptische Wirkung als das künstlich hergestellte Phenol und sind praktisch ungiftig. Synthetisches Phenol ist stark krebserregend! Beim Thymian zeigt sich wieder einmal, daß die Natur einerseits hochkomplex, aber andererseits auch äußerst zweckmäßig und sinnvoll angelegt ist. Es gibt nämlich mindestens sieben verschiedene ätherische Thymianöle mit unterschiedlicher chemischer Zusammensetzung. Neben dem bereits beschriebenen Öl vom Thymol-Typ sind Öle mit einem hohen Anteil an Linalol, Geraniol oder Thujanol für die Aroma- und Phytotherapie von Bedeutung. Alle letztgenannten Stoffe gehören zu den Monoterpenalkoholen. Sie sind besonders mild und hautverträglich und eignen sich sehr für die tägliche Anwendung im Hygiene- und Pflegebereich. Thymianöle, in denen der Thymolanteil überwiegt, sind stärker hautreizend und werden von empfindlichen Personen daher oft schlechter vertragen.

Die Monoterpenalkohole riechen meist angenehm, wirken anregend auf die Nerven und keimtötend. Rosenholz, Koriander, Muskatellersalbei und Neroli enthalten ebenfalls reichlich Linalol. Oregano und Bergbohnenkraut sind zwei weitere Pflanzen mit hohem natürlichen Phenolgehalt. Sie verfügen ebenso über gute antibiotische Eigenschaften.

Die wichtigsten Thymianöl-Typen

Typ Thymol
Dieses Öl mit einem Monoterpenphenol-Gehalt bis zu 60 % hat die breiteste und effektivste Wirkung auf Erreger der unterschiedlichsten Art. Daher eignet es sich am besten bei infektiösen Erkrankungen. Es sollte aber nicht unverdünnt

äußerlich angewendet werden, da es Hautreizungen hervorrufen kann. Bei übertriebener innerer Einnahme von ätherischem Thymianöl Typ Thymol ist eine deutliche Anregung der Schilddrüse möglich. Wenn normal dosiert wird, kommt es in der Regel nicht zu Nebenwirkungen. Auch bei der Zubereitung von Thymian als Tee sind keinerlei Nebenwirkungen zu befürchten.

Typ Thujanol
Dieser Öltyp enthält bis zu 50 % des Terpenalkohols Thujanol. Das Öl wirkt anregend und kräftigend auf den Organismus, regt das Immunsystem an und reizt dabei weder die Haut noch die Schilddrüse. Es wirkt gegen Viren und eignet sich deshalb gut zur Therapie der meist viral bedingten Bronchialerkrankungen und der Virusgrippe. Gegen Chlamydien wirkt dieses Öl ebenfalls gut. Diese Mikroorganismen sind des öfteren für Infektionen der Augen und der Geschlechtsorgane verantwortlich.

Typ Linalol
Ein Gehalt von bis zu 60 % Linalol verleiht diesem ätherischen Öl stark antiseptische Eigenschaften, wobei es sich durch Hautverträglichkeit und Milde auszeichnet. Dieser Öltyp ist ausgesprochen wirksam gegen den Hefepilz Candida albicans und gegen Staphylokokken. Dieser Bakterientyp gehört zu den häufigsten Infektionserregern beim Menschen. Angriffspunkte sind die Haut, der Darm, die Blase und vieles mehr. Der Linaloltyp ist bedeutungsvoll für die Hautpflege und wirkt sanft anregend auf den gesamten Organismus.

Typ Geraniol
Der »Mercedes« unter den Thymianölen. Hauptbestandteil ist der Monoterpenalkohol Geraniol. Ein Öl von bemerkenswerter Verträglichkeit bei extrem starker und vielseitiger Wir-

kung gegen Bakterien, Viren und Pilze, auch hartnäckige Hefepilze. Gute beruhigende Wirkung auf die Nerven. Fördert das Einschlafen.

Thymian ist wirksam gegen folgende Erregergruppen:	
Proteus	Alcalescens dispar
Enterococcus	Neisseria
Staphylococcus	Corynebacterium
Streptococcus	Candida albicans
Pneumococcus	

Die stärkste antimikrobielle Wirkung hat, als isolierter Wirkstoff betrachtet, sicherlich das Thymol (=natürliches Phenol). Wissenschaftliche Studien haben aber ergeben, daß im natürlichen Stoffgefüge der ganzen Pflanze die ätherischen Thymianöle der verschiedenen Terpenalkohole eine vergleichbare Wirksamkeit erreichen, bei meist höherer Verträglichkeit.

Anwendungen mit Thymian

Thymiantee
Übergießen Sie 1 TL getrocknetes und zerkleinertes Thymiankraut mit ¼ Liter nicht mehr kochend heißem Wasser. Lassen Sie den Tee 15 Minuten zugedeckt ziehen. Das ist wichtig, weil sonst die wertvollen ätherischen Öle verdampfen, die so am Deckel kondensieren und in den Tee zurücktropfen. Bei Husten, Bronchitis und Keuchhusten bis zu 5 Tassen pro Tag trinken. Zur allgemeinen Stärkung genügen 3 Tassen täglich. Der Tee kann mit etwas Honig gesüßt werden.

Keuch- und Krampfhustentee
40 g Thymiankraut
20 g Sonnentaukraut
20 g Spitzwegerichblätter
10 g Königskerzenblüten
10 g Anisfrüchte
Lassen Sie sich die Kräutermischung in der Apotheke zusammenstellen. Den Tee wie oben beschrieben zubereiten. Er lindert die Verkrampfung der Bronchien, wirkt antibakteriell und erleichtert auch asthmatische Beschwerden.

Rheumabad mit Thymian
Bereiten Sie aus 100 g Thymiankraut und 1 Liter heißem Wasser einen Tee nach obiger Zubereitungsweise. Die abgeseihte Flüssigkeit dem Badewasser zusetzen. Ein Thymianbad hilft bei Rheuma, Bronchitis, Nervenschwäche und Hautunreinheiten.

Ölmischung für die Duftlampe bei Katarrhen
5 Tropfen Thymianöl
3 Tropfen Eukalyptusöl
2 Tropfen Nelkenöl
Geben Sie etwas Wasser in das Verdampfungsschälchen Ihrer Duftlampe, zünden Sie die Kerze an und tropfen Sie die Öle dazu. Diese Mischung reinigt und desinfiziert die Atemluft im Krankenzimmer und bewahrt andere Personen vor der Ansteckung.

Hautöl für die Aknebehandlung und zur Hautpflege
10 Tropfen Thymianöl Typ Linalol
5 Tropfen Rosmarinöl Typ Verbenon
5 Tropfen Neroli
5 Tropfen Teebaumöl
5 Tropfen Lavendelöl
100 ml Jojobaöl

Neroli (Bitterorangenblüte) verleiht dem Pflegeöl seinen hervorragenden Duft. Teebaum und Thymian wirken antibakteriell, Rosmarin fördert die Durchblutung und Lavendel reinigt die Haut. Bei sehr trockener Haut kann Mandelöl statt Jojobaöl als Grundlage verwendet werden. Dieses Öl kann bei Akne, aber auch zur allgemeinen Hautpflege verwendet werden.

Thymianöl auf Kohletabletten
Geben Sie je 2 Tropfen Thymianöl Typ Linalol und Typ Thujanol auf eine handelsübliche Kohletablette. Bei Hals- und Mandelentzündung 2- bis 3mal am Tag eine Tablette lutschen. Bei starken Entzündungen kann Typ Thymol zusammen mit 2 Tropfen Bergbohnenkraut verwendet werden.

Zwiebel

Nach der Aloe vera und dem Knoblauch finden wir in der Küchenzwiebel einen weiteren Vertreter der Pflanzenfamilie der Liliengewächse. Die Zwiebel, mit botanischem Namen Allium cepa genannt, gehört zu den Laucharten. Sie unterscheidet sich aber durch ihre größere Wurzelknolle und ihren ausgeprägten rohrförmigen Blütenschaft, der eine weiße, runde Blütendolde trägt, deutlich von den anderen Lauchgewächsen.
Abgesehen vom Knoblauch gibt es kein gesünderes Gewürz als die Zwiebel. Ihre Heilwirkungen sind schon seit Jahrtausenden bekannt und werden in den Schriften bedeutender Ärzte des Altertums wie Dioskurides und Plinius gerühmt. Die Zwiebel, die ihre Heilkräfte am stärksten im rohen Zustand entfaltet, wird heute viel zuwenig verwendet. Der Zwiebelgeruch scheint, ähnlich wie beim Knoblauch, unsere zivilisierten Nasen zu sehr zu stören. Eigentlich schade, weiß man doch, daß in Ländern, in denen es teils aus Armut, teils aus Tradition, immer noch üblich ist, reichlich Knoblauch und Zwiebeln zu verzehren, die

Rate an Krebserkrankungen, Diabetes und Arteriosklerose mit dem gefürchteten Herzinfarkt deutlich geringer ist als bei uns. Das ist auch nicht weiter erstaunlich, wenn man die bedeutenden Heilkräfte dieser Pflanzen betrachtet.

Verschiedene Zwiebelsorten und die Inhaltsstoffe

Die Sommerzwiebel stammt höchstwahrscheinlich aus den westlichen Regionen Asiens und wurde durch die römischen Truppen nach Europa gebracht, wo sie sich schnell einbürgerte. Ihre winterharte Verwandte, die Winterzwiebel, ist ursprünglich in Sibirien beheimatet. Sie ist im Geschmack etwas milder als die Sommerzwiebel. Im Grunde sind alle Zwiebelarten für Heilzwecke geeignet, also auch die große milde Gemüsezwiebel, die eiförmige italienische rote Zwiebel und die ebenfalls runde, große rote Zwiebel.

Die ausgeprägte antibiotische Potenz verdankt die Zwiebel den stark schwefelhaltigen Verbindungen, aus denen sich Allicin und Cycloalliin bildet und natürlich den Rhodanwasserstoff-Verbindungen. Das ätherische Öl, das beim Zwiebelschneiden austritt und schon so mancher Schauspielerin zu künstlichen Tränen verhelfen konnte, ist ebenfalls schwefelhaltig und heißt Propanthialoxid. Es hat ebenfalls stark keimtötende Wirkung.

Die Zwiebel ist aber nicht nur ein kräftiges natürliches Antibiotikum, sondern auch ein ausgezeichneter Vitaminträger! In der Wurzelknolle finden sich die Vitamine A, B1, B2, C, E und Nikotinsäure, außerdem Mineralien wie Calcium, Magnesium, Mangan, Phosphor und Eisen sowie Proteine und herzwirksame Substanzen.

Die Heilwirkungen der Zwiebel

Von der Reizwirkung, die die Zwiebeldämpfe so eindrucksvoll auf die Augen ausüben, kann der ganze Organismus des Menschen profitieren. Die gesamten Verdauungsorgane werden angeregt, ebenso die Drüsen des Körpers, Wasseransammlungen werden beseitigt und das Herz entlastet. Der Cholesterinspiegel wird gesenkt und so der Arteriosklerose und dem Herzinfarkt vorgebeugt. Insulinähnliche pflanzliche Hormone wirken sich regulierend auf den Blutzuckerspiegel aus, so daß die Zwiebel dem Diabetes entgegenwirkt und die Behandlung gut unterstützen kann.

Wird die Zwiebel erhitzt, verliert sie einen großen Teil ihrer Heilkräfte, wird aber gleichzeitig für Menschen mit empfindlichem Magen verträglicher. Wer nicht an zuviel Magensäure und Sodbrennen leidet, sollte soviel Zwiebeln wie möglich roh verzehren. Bei echter Hyperazidität, also Übersäuerung des Magens, sind rohe Zwiebeln nur in Maßen erlaubt. Allerdings ist bei sehr vielen Menschen das saure Aufstoßen und das Magenbrennen Folge von zuwenig Magensäure! Das klingt paradox, läßt sich aber leicht erklären: Wird in einem schwachen Magen zuwenig Säure produziert, wird die ankommende Nahrung nicht schnell und gründlich zersetzt. Sie bleibt im Magen liegen, und es entwickeln sich Gärungssäuren. Die reizen dann die Schleimhäute und stoßen sauer auf. Daraus folgt, daß es nicht schadet, Zwiebeln auch mal roh zu probieren, wenn der Magen sauer ist, vielleicht braucht er nur eine Kräftigung und Anregung seiner Verdauungsdrüsen! Rohe Zwiebeln töten Krankheitserreger in Magen und Darm, fördern die gesunden Darmkeime und verbessern durch Anregung der Galle die Verdauung allgemein.

Niere und Blase werden es Ihnen danken ...
Auch im Bereich der Nieren und der Blase entfalten Zwiebeln große Heilkräfte. Keime, die *Blasenentzündungen* und *Niereninfektionen* hervorrufen, werden vernichtet oder gehemmt, die Harnausscheidung wird angeregt, und die Harnorgane werden dadurch durchgespült. Dies ist auch im Sinne einer guten *Blutreinigung* von Bedeutung. Deshalb sollten Sie sich förmlich auf

die frischen, knackigen Frühlingszwiebeln stürzen, die etwa ab April auf Märkten und in Gemüsegeschäften angeboten werden! Eine Zwiebelkur vermag *Ödeme*, also Wasseransammlungen im Körper, auszuspülen! Einige Naturärzte berichten sogar, daß es ihnen gelungen ist, mit Zwiebelanwendungen *Nierengrieß* und kleine *Nierensteine* aufzulösen! Auch bei Harnverhaltung, also der Unfähigkeit Wasser zu lassen, hilft die Zwiebel sehr gut. Die Männer unter den Lesern sollte interessieren, daß eine Zwiebelkur bei *Entzündungen der Prostata* hervorragende Dienste leisten kann.

Zwiebel oder Herz-Operation
Zwei der positiven Auswirkungen des Verzehrs frischer Zwiebeln auf *Herz und Kreislauf* haben wir schon genannt: die Ausschwemmung herzbelastender Flüssigkeitsansammlungen, zum Beispiel aus den Beinen oder dem Bauchraum (sogenannte Wassersucht), und die Bekämpfung der *Arteriosklerose*. Die Verengung und Minderdurchblutung der Herzkranzgefäße stellt ein besonderes Risiko für den Herzmuskel dar und kann in fortgeschrittenen Fällen nur noch durch eine gefährliche Bypass-Operation behandelt werden, bevor ein Herzinfarkt den Betroffenen ereilt. Bei dieser Operation werden die kaputten Gefäße des Herzmuskels durch künstliche Gefäße, oder durch Venen, die dem Körper an anderer Stelle entnommen werden, ersetzt.
Die herzwirksamen Inhaltsstoffe der Zwiebel verbessern die Durchblutung des Herzmuskels und erhöhen die Spannkraft des Herzens. Möglicherweise spielen die keimtötenden Fähigkeiten der Zwiebel ebenfalls eine Rolle gegen die Arteriosklerose, an deren Entstehen Bakterien mitbeteiligt sein könnten.

Husten, Schnupfen, Heiserkeit
Zu guter Letzt dürfen wir ein Einsatzgebiet der überall erhältlichen Küchenzwiebel nicht vergessen, für das sie in der Volksheilkunde geradezu berühmt geworden ist: Die Wirkung auf

die Atmungsorgane. Zwiebelsaft ist auswurffördernd und schleimlösend. Er lindert *Bronchialkatarrhe*, starken *Husten und Heiserkeit*. Gerade bei Entzündungen des Atemtraktes entfaltet die Zwiebel ihre antibiotischen Eigenschaften ganz hervorragend. Aus Berichten von Ärzten vor der Antibiotikaära wissen wir, daß sogar *Lungenentzündungen* erfolgreich mit Zwiebelanwendungen geheilt wurden. Bei *Erkältungen, Grippe, Hals- und Rachenentzündungen und Nasennebenhöhlenleiden* wird die Zwiebel gewinnbringend angewendet. Natürlich schützt sie auch vorbeugend vor Erkältungskrankheiten und Infektionen. Denken Sie doch einmal daran, bevor die naßkalte Jahreszeit kommt.

Zwiebel und Co. contra Krebs

Meinem Loblied auf die Küchenzwiebel muß ich noch eins draufsetzen: Zwiebel und Knoblauch helfen, den Krebs zu bekämpfen.

Ich kann den Aufschrei der Entrüstung aus den Reihen der »ernsthaften« Krebsforscher in meiner Imagination jetzt förmlich hören, aber es gibt gute Indizien für diese Behauptung. Jede Pflanze enthält Hemmstoffe, die ein vorzeitiges Austreiben von Samen und Knospen verhindern oder das Wachstum von Wurzeln und oberirdischen Pflanzenteilen hemmen. Diese Stoffe heißen Blastokoline. Sie sind die Gegenspieler der Auxine, die das Wachstum fördern. Die Natur reguliert mit diesen Antagonisten die Wachstumsprozesse von Pflanzen, angepaßt an die Lebensbedingungen. Senföl-Glykoside und Rhodanide gehören zu den Blastokolinen. Ob diese Stoffe auch das Wachstum von Krebszellen einschränken können, ist wissenschaftlich (noch) keineswegs bewiesen. Einige Forscher halten Knoblauch und Zwiebel jedenfalls für ein wichtiges Hilfs- und Vorbeugungsmittel gegen Krebs. Erhebungen aus den 30er Jahren in Ländern, in denen sehr viel roher Knoblauch und Zwiebeln gegessen werden, stellen eine deutlich niedrigere Krebsrate fest als in anderen Gebieten. Die meisten dieser Statistiken stammen aus Bulgarien, Rumänien, Serbien, aber auch aus China.

Praktische Anwendungen der Zwiebel
Äußerliche hilft die Zwiebel bei *Insektenstichen, Warzen, Abszessen, Furunkeln, Verbrennungen und Ohrenschmerzen*. In der Regel wird einfach eine Zwiebel angeschnitten und scheibenweise aufgelegt. Bei Ohrenschmerzen fixiert man eine Zwiebelscheibe mit einem Tuch über dem betreffenden Ohr. Zur Erkältungsvorbeugung und -behandlung über Nacht einige Zwiebelscheiben auf einem kleinen Teller neben dem Bett plazieren, so daß die ätherischen Öle eingeatmet werden. Sie können auch frische Zwiebelstücke in einem Stoffsäckchen neben sich auf das Kopfkissen legen.
Bei *Harnverhaltung* empfiehlt ein altes Kräuterbuch, ein bis zwei Zwiebeln zu zerquetschen und auf die Blasengegend und den Darm aufzulegen. Entfernen Sie die Auflage spätestens, wenn sich die Haut zu röten beginnt.
Bei *Quetschungen, Zerrungen und Prellungen von Muskeln* und Sehnen hilft folgende Zwiebelauflage: Eine Zwiebel kleinhakken, mit etwas Wasser und einer Prise Salz zu einem Brei verarbeiten und auf die schmerzenden Stellen legen. Diese Anwendung ist besonders schmerzstillend.

Zwiebelwein mit harntreibender Wirkung
Um die Harnorgane zu spülen und Wasseransammlungen zu beseitigen, eignet sich der Zwiebelwein: Eine feingehackte Zwiebel läßt man 10 bis 14 Tage lang in 1 Liter gutem, möglichst herben Weißwein ziehen. Anschließend den Wein abseihen und die Zwiebelstückchen mit einem Leinentuch gut auspressen. Den Preßsaft ebenfalls in den Wein geben. Kühl und dunkel aufbewahren. 2 bis 3 kleine Likörgläschen pro Tag regen die Harnflut an und helfen auch bei Husten und Bronchitis.

Die antiödematöse Wirkung wird noch verstärkt, wenn Sie dem Ansatz 2 bis 3 Eßlöffel Rosmarin beifügen. Dadurch wird zwar der Geschmack etwas strenger, aber die anregende Wirkung auf den Kreislauf fördert die Wasserausscheidung.

Zwiebelsirup gegen Husten und Bronchitis
Eine ganze, fein zerkleinerte Zwiebel wird mit 3 Eßlöffeln Honig und ⅛ Liter Wasser vermischt. Nun das Gemisch kurz bis zum Aufwallen erhitzen und einige Stunden beiseite stellen. Den Ansatz sorgfältig auspressen. Von dem Sirup 3mal täglich einen Eßlöffel einnehmen. Auch für Kinder geeignet! Zur Wirkungsverstärkung können Sie dem Ansatz auch noch einen Teelöffel Meerrettich oder einen Teelöffel Thymiankraut beigeben. Ersteres ist besonders gut für Asthmatiker, und der Thymian hilft bei starker Verschleimung.

Alkoholische Zwiebeltinktur
Eine intensive Zwiebelkur läßt sich mit einem alkoholischen Auszug aus der Knolle durchführen: Hacken Sie eine frische Zwiebel sehr fein und vermengen Sie sie mit ¼ Liter 70%igem Alkohol. 10 bis 14 Tage ziehen lassen, abgießen und die Zwiebelstücke auspressen. Zusätzlich können Sie die Flüssigkeit noch durch einen Kaffeefilter filtrieren, um Schwebteilchen zu entfernen. 4 Teelöffel pro Tag mit etwas Wasser vermischt einnehmen.

Ich hoffe, daß es mir gelungen ist, Sie anzuregen, die ach so gewöhnliche Küchenzwiebel wieder vermehrt in Ihren Speiseplan aufzunehmen. Ein billigeres und wirksameres Heil- und Vorbeugemittel für den ganzen Körper werden Sie kaum bekommen! Damit schließe ich die Betrachtung über einige herausragend antibiotisch wirkende Substanzen aus dem Arzneischatz der Natur. Im nächsten Kapitel lassen Sie mich noch einen Blick auf andere, nicht weniger interessante Heilpflanzen werfen.

Weitere Pflanzen
mit antibiotischer Wirkung

Die Entstehung und Ausbreitung von bakteriellen Infektionen, die sich nicht mehr wirksam antibiotisch behandeln lassen, steht nachgewiesenermaßen in engem Zusammenhang mit dem großzügigen und oft voreiligen Gebrauch von Antibiotika. Dies belegt eine Studie an isländischen Kindern zweifelsfrei. 1988 waren zum ersten Mal Pneumokokken festgestellt worden, die gegen Penicillin resistent geworden waren. Pneumokokken können Lungenentzündungen hervorrufen und sind besonders für Kinder und ältere sowie geschwächte Menschen gefährlich. Fünf Jahre später sprach schon jeder fünfte Erregerstamm nicht mehr auf das Antibiotikum an. Auch gegen andere antibiotische Substanzen sind die Keime unempfindlich geworden. Rund 10 % aller Pneumokokken hatten gleichzeitig Resistenzen gegen mehrere Antibiotika entwickelt. Das bedeutet, daß bei Erkrankungen oft sehr viel Zeit vergeht, bis das richtige Mittel gefunden wird und daß die vorab nutzlos verabreichten Antibiotika den Organismus zusätzlich schwächen. Antibiotika werden zu immer stumpferen Waffen im Kampf gegen Infektionskrankheiten. Stärkere Mittel bedingen schlimmere Nebenwirkungen. Besonders fatal ist, daß diese Studie zeigte, daß Kleinkinder bis zu 2 Jahren besonders häufig von multiresistenten Erregern infiziert werden und erkranken. Multiresistent bedeutet, daß diese Krankheitserreger unempfindlich geworden sind gegen viele verschiedene Antibiotika. Diese Untersuchung sollte, wie zahlreiche andere davor, die Verantwortlichen, also Ärzte und Patienten, wachrütteln und davor warnen, leichtfertig Antibiotika zu verordnen und einzunehmen.

Neben den »starken Geschützen« aus dem Reich der Natur, die wir schon vorgestellt haben, gibt es noch eine ganze Reihe von weiteren antibiotisch wirksamen Pflanzen. Ihnen allen ist gemeinsam, daß sie nicht an die Wirksamkeit eines passenden synthetischen Antibiotikums herankommen, aber in den allermeisten Fällen bakterieller Infektionen zur Behandlung völlig ausreichen würden. Die Vorteile der natürlichen Behandlung liegen auf der Hand: keine oder nur minimale Nebenwirkungen, selten allergische Reaktionen, keine Belastung des Organismus, Aktivierung statt Unterdrückung des Immunsystems, Regulation der körpereigenen Abwehrmechanismen, keine Bildung von Resistenzen.

Es mag überraschend sein, daß eine ganze Reihe Pflanzen unserer heimischen Flora mit antibiotischen Eigenschaften aufwarten können. Die Ärzte und Naturheiler früherer Jahrhunderte hatten schließlich auch »nur« den Arzneischatz der Natur zur Verfügung und erzielten damit beachtliche Erfolge. Ohne immer genau zu wissen, welcher Wirkstoff nun gerade der entscheidende war, wählten sie aus Erfahrung und nach gründlicher Beobachtung die besten Mittel für ihre Patienten aus. Natürlich gab es damals wie heute unter den Heilkundigen Scharlatane und Anhänger obskurer Lehren, aber diese erkennt man in der Regel schnell an ihren Mißerfolgen.

Von entscheidender Bedeutung für die erfolgreiche Anwendung von Naturheilmitteln ist es immer, daß der Patient oder die Patientin als ganzer Mensch mit seinen körperlichen und seelischen Eigenheiten, seinen ganz speziellen Lebensumständen und seiner individuellen Geschichte betrachtet wird. Eine ganzheitliche Therapie stärkt den Organismus so weit, daß natürliche Antibiotika völlig ausreichen gegen Erreger, denen der Boden, also ein für sie günstiges Milieu, entzogen wird.

Die Lebensbedingungen für Krankheitserreger sind schlecht, wenn sie auf einen Organismus treffen, der durch regelmäßige körperliche Betätigung, vernünftige Abhärtungsmaßnahmen und sinn- und maßvolle Ernährung auf der Höhe seiner Kräfte ist. Diesen »Wirt« werden sie bald wieder verlassen, besonders, wenn sie zum Beispiel durch eine Schwitzkur oder einen sinnvollen Kräutertee zusätzlich abgeschreckt werden. Auch die Inhalation ätherischer Öle macht ihnen das Überleben schwer. Entschlackungs- und Entgiftungsmaßnahmen sind das Rückgrat der naturheilkundlichen Therapie und die Basis für die Wirksamkeit antibiotisch wirkender Heilpflanzen.

Oftmals ist die ätherische Essenz einer Pflanze die optimale Aufbereitungsform zum Einsatz als Antibiotikum:

Antivirale Eigenschaften ätherischer Öle

Bekannte Aromatherapeuten wie die Franzosen Valnets und Tisserand empfehlen Bergamotte, Eukalyptus, Geranie und Zitrone als wirksame Mittel zur Behandlung des Herpes labialis. Sehr erfolgreich zur Eindämmung von Herpesausbrüchen ist auch eine Salbe, die aus einem Gesamtauszug der Melisse hergestellt wird und unter dem Namen Lomaherpan im Handel ist. Natürlich ist auch Teebaumöl bei Herpes labialis wirksam und ferner Zypresse und Rose.

Auf einem internationalen Kongreß für Pflanzenheilkunde in Köln im Jahre 1987 wurde eine Studie vorgestellt, die belegt, daß sämtliche der wichtigen chemischen Stoffgruppen in ätherischen Ölen wirksam gegen Viren sind. Gezeigt wurde dies an Herpesviren und an Adenoviren, die Krankheiten der Atmungsorgane und des Darmes hervorrufen können. Die Wahrscheinlichkeit ist groß, daß diese Öle auch bei Grippe, Mumps, Windpocken, Gürtelrose und eventuell sogar bei Polio, also Kinderlähmung, wirksam sein können. Die folgenden Wirkstoffe und Öle stellen eine kleine Auswahl dar.

Wirkstoff	Öl
Eugenol	Nelke (Ocimum gratissimum)
Limonen	alle Citrusöle
β-Cariophyllen	in vielen Ölen, z. B. Thymian linalol, Lavendel, Rosmarin
Linalol	in vielen Ölen, z. B. Lavendel
Linalylacetat	in vielen Ölen, z. B. Bergamotte, Lavendel, Muskatellersalbei
Citral	in vielen Ölen, z. B. Melisse, Lemongrass
α-Sabinen	in vielen Ölen, z. B. Teebaum, Lorbeer
γ-Terpinen	in vielen Ölen, z. B. Wacholder, Niaouli, Teebaum, Eukalyptus

Der Schlüssel zur Wirksamkeit der ätherischen Öle gegen Viren liegt wahrscheinlich in ihrer Fähigkeit, in die Viruspartikel einzudringen und diese durch ihre Lösungswirkung zu zerstören.

Kombinationen aus mehreren ätherischen Ölen erzielen problemlos ein sehr breites antimikrobielles Spektrum gegen zahlreiche Krankheitserreger. Ein gutes Beispiel ist das Präparat Salviathymol N, das sich seit Jahrzehnten als Breitbandtherapeutikum bei mikrobiellen und entzündlichen Erkrankungen von Zahnfleisch, Mundschleimhaut und Hals bewährt. Folgende Tabelle zeigt in der Übersicht, wie die einzelnen Komponenten des Präparates wirken und sich ergänzen.

Weitere ätherische Öle, die Sie in der folgenden Mittelzusammenstellung nicht finden, die aber eine beachtliche antibiotische Wirksamkeit besitzen, sind zum Beispiel Lavendel, Oregano, Bohnenkraut und Wacholder.

Wirkstoff	anti-bakteriell	anti-fungal	anti-viral	entzündungs-hemmend	zusammen-ziehend, geruchs-bindend
Salbeiöl	1	1	1		1
Eukalyptusöl	1	1	1	1	
Pfefferminzöl	1	1			
Zimtöl	1	1		1	
Nelkenöl	1	1		1	
Fenchelöl	1	1	1		
Anisöl	1				
Menthol	1			1	
Thymol	1		1	1	1

Lesen Sie jetzt weiter von Bergamotte über Meerrettich bis Zimt – ein kleiner Streifzug durch die antibiotische Pflanzenwelt.

Bergamotte

Das anregende und stimmungsaufhellende Bergamottöl wird aus den grünen, unreifen Schalen der Bergamottefrucht gewonnen, die wahrscheinlich aus Indien stammt. Heutzutage gedeiht der etwa 5 Meter hohe Bergamottebaum hauptsächlich in Italien in der Reggio di Calabria. Aus über 200 kg Schalen kann ein Liter des wertvollen ätherischen Öles gewonnen werden. Bergamottöl enthält Linalylacetat, das uns auch beim Lavendelöl wieder begegnen wird, und es wirkt aufgrund dieses Inhaltsstoffes antiviral.

Bergamottöl wird gerne in Hautpflegeprodukten gegen *Akne und unreine Haut* verwendet, da auch der Wirkstoff Limonen leicht antiseptisch ist und außerdem die Haut strafft und pflegt. Das enthaltene Nerol hält den Säureschutzmantel der Haut intakt. Bergamottöl sollte aber niemals direkt und unverdünnt auf die Haut aufgetragen werden, da es sogenannte photosensible Reaktionen hervorrufen könnte. Das heißt, daß bei gleichzeitiger starker Sonneneinstrahlung unerwünschte Hautreaktionen in Form brauner Flecken auftreten könnten. Ein Gesichtsdampfbad allerdings birgt diese Gefahren ebensowenig wie ein geringer Anteil Bergamottöl in einem Hautpflegeprodukt.

Machen Sie bei Akne und unreiner Haut regelmäßig alle 2 bis 3 Tage ein Dampfbad mit Bergamottöl. Geben Sie dazu 4 Tropfen Öl in eine Schüssel mit heißem Wasser und lassen Sie den Dampf etwa 10 Minuten auf Ihre Gesichtshaut einwirken. Am besten ist es, ein großes Handtuch über den Kopf und das Gefäß zu breiten, so daß der ätherische Öldampf möglichst intensiv auf die Haut einwirken kann.

Die Sorte Bergamotte-Petitgrain wirkt ähnlich wie Oregano- oder Zimtöl fungizid, also hemmend auf Pilze, besonders auf Candida. Deshalb eignet sich das Öl zur Einnahme bei *Candidose* des Verdauungstraktes. Nehmen Sie maximal 2mal pro Tag 3 Tropfen Bergamottöl auf einem Stückchen Brot oder in einer Tasse Tee zu sich. Eine höhere Dosierung könnte belastend für den Organismus sein.

Bei *Scheidenpilz* helfen Sitzbäder mit Bergamottöl. Vermischen Sie einen Schuß Sahne mit 15 bis 20 Tropfen von dem ätherischen Öl, und geben Sie die Mischung in die halbvolle Badewanne. Die rund viertelstündigen Sitzbäder täglich wiederholen, bis der Pilz abgeheilt ist.

Bergamottöl hat übrigens auch *kühlende und leicht fiebersenkende* Eigenschaften, daher eignet es sich für Wadenwickel zur Fiebersenkung. In der Duftlampe reinigt und erfrischt es die Luft im Krankenzimmer.

Lavendel

Der Lavendel gehört zu den Lippenblütler-Gewächsen. Heimisch ist die Pflanze im westlichen Mittelmeer. Weil der in Frankreich kultivierte Lavendel meist einen sehr hohen Gehalt an dem duftenden Ester Linalylacetat aufweist, ist der französische Lavendel bei Parfümeuren auf der ganzen Welt besonders beliebt. Deshalb kann man in Frankreich auch regelrechte Meere aus im Sommerwind wogenden violetten Lavendelblüten finden. Der etwa ½ Meter hoch wachsende Halbstrauch wird dort auf riesigen Flächen angebaut. Je nach Herkunft und Höhenlage des Standortes variiert die Zusammensetzung der Wirkstoffe des Lavendels erheblich. So hat zum Beispiel der Lavendel, der in Kroatien wächst, einen bedeutend höheren Gehalt an Borneol und Terpinen-4-ol als der französische Lavendel. Deshalb wirkt er stärker antiseptisch und eignet sich zwar weniger als Duftstoff, dafür aber sehr gut zur Behandlung von *kleinen Wunden, Insektenstichen, Pickeln, Mitessern oder entzündeten Haarbälgen*. Bei den genannten Indikationen eignen sich aber auch die anderen Lavendelarten gut. Grundsätzlich unterstreicht Lavendel in Mischungen aus ätherischen Ölen die keimhemmende Wirkung und harmonisiert darüber hinaus die unterschiedlichen Düfte der einzelnen Komponenten. Er darf aber nur in recht kleinen Mengen beigemischt werden, um nicht penetrant im Geruch hervorzustechen.

So wird Lavendel angewendet

Lavendel wirkt im Tee oder als Bestandteil von Kräuterkissen beruhigend, ausgleichend und schlaffördernd. Für ein Schlafkissen mischen Sie Lavendelblüten, Melisse und Hopfen zu gleichen Teilen. Als Tee hilft Lavendel außerdem bei *nervösen Oberbauch- und Darmbeschwerden*. 1- bis 2mal pro Tag können 3 Tropfen Lavendelöl auf etwas Zucker oder Brot eingenommen werden, wenn *übelriechender Stuhlgang und Blähungsbe-*

schwerden auf eine Störung der natürlichen Keimbesiedelung im Darm hinweisen. Lavendelöl hat starke antibiotische und die Darmflora regulierende Eigenschaften. Achtung: Größere Gaben von Lavendelöl können zu Reizungen der Schleimhäute, Benommenheit und Schwindel führen!

Lavendelspiritus ist eine Spezialität aus der Apotheke, die Sie sinnvoll bei Rheumatismus, Gliederschmerzen, Muskelverspannungen und heißen, entzündlichen Gelenken einsetzen können. Zur *Kreislaufregulation* eignet sich ein Lavendelbad, das Sie folgendermaßen zubereiten: 50 g Lavendelblüten in 1 Liter Wasser kurz aufkochen, bedeckt 10 Minuten ziehen lassen und die Abkochung nach dem Abseihen dem Badewasser zusetzen. Badedauer 15 Minuten bei 38 °C. Ein Lavendelbad hilft bei nervösen Kreislaufbeschwerden und pflegt außerdem die Haut bei Ausschlägen, Ekzemen und Unreinheiten.

Interessant ist noch der steigernde Effekt des Lavendels auf die *Blutzucker-Bereitstellung* durch die Leber. 2 Tropfen Lavendelöl, 15 Minuten vor dem Essen genommen, reduzieren den Appetit spürbar.

Die wirkenden Inhaltsstoffe des Lavendels sind vor allem Linalol, Linalylacetat, Cineol und Cumarin sowie Gerbstoffe und Rosmarinsäure.

Eine weitere Unterart des Lavendels ist der sogenannte Speik-Lavendel, Lavandula latifolia. Er ist im Duft bei weitem nicht so ausgewogen und angenehm wie Lavandula angustifolia, den wir bisher beschrieben haben, eignet sich aber wegen seines deutlich höheren Gehaltes an Campher und Cineol besonders zur Anwendung bei *Erkältungskrankheiten*. Zusammen mit Thymian Typ Linalol ergibt sich ein ausgezeichnetes antivirales und auswurfförderndes Gemisch für die Einnahme oder zum Verdampfen in der Duftlampe bei Bronchitis.

Wegen des Camphergehaltes sollten Schwangere und Kleinkinder von der Medikation mit Speik-Lavendel ausgeschlossen bleiben. Lavandula angustifolia ist dagegen unbedenklich.

Oregano

Die Bezeichnung Oregano leitet sich vom lateinischen Namen des Lippenblütlers Origanum vulgare ab. Dost oder Wilder Majoran sind die deutschen Namen der Pflanze. Dost ist wärmeliebend und gedeiht deshalb am besten im Mittelmeergebiet, aber auch an warmen Standorten in ganz Mitteleuropa. Aus einem kräftigen Wurzelstock treiben 30 bis 60 cm hohe, behaarte Stengel mit glattrandigen, dunkelgrünen Blättchen. Die zahlreichen, etwa 5 mm kleinen Blüten sind blaßrosa bis rosarot, selten weiß. Als Gewürz für die Pizza und überhaupt in der südländischen Küche ist Oregano sehr beliebt. Wenn Sie das Kraut im heimischen Garten anbauen und ernten wollen, müssen Sie gut darauf achten, daß Sie es nicht zu warm trocknen. In der prallen Sonne verflüchtigen sich die ätherischen Öle, die für die Hauptwirkung verantwortlich sind, sehr schnell. Ein schattiger Platz bei maximal 35 °C wäre ideal. Geerntet wird das Kraut während der Blütezeit.

Die Volksmedizin kennt den Oregano als ausgezeichnetes Mittel bei allen *Beschwerden im Magen-Darm-Kanal*. Schweres Essen wird besser vertragen, Durchfälle abgemildert und die Galle sanft angeregt.

Oreganoöl ist hervorragend zur Behandlung aller *akuten Infektionen des Verdauungs- und des Atemtraktes* geeignet. Neben Bohnenkraut, Zimt, Thymian, Nelke und Teebaum gehört Oregano nach dem französischen Forscher Dr. Paul Belaiche zur Gruppe der Pflanzen, die die am breitesten antimikrobiell wirksamen ätherischen Öle enthalten. In seinem Werk Traité de Phytothérapie et d'Aromathérapie (Paris 1979) beschreibt er Versuche, nach denen Oreganoöl nach Thymianöl die breiteste bakterizide Wirkung auf zahlreiche Keime ausübt. Teebaumöl wurde bei diesen frühen Versuchen noch nicht berücksichtigt.

Zur zweitstärksten Gruppe rechnete er Pflanzen, deren Öle

nur gegen bestimmte Erregergruppen wirksam sind. Dazu gehören Pinie, Cajeput, Eukalyptus, Lavendel, Myrte, Geranie, Estragon und einige andere.
Oregano bewährt sich im Prinzip gegen dieselben Erregergruppen, die wir schon beim Thymian aufgezählt haben.

Inhaltsstoffe und Anwendung
Hauptbestandteil des Öls ist natürliches Phenol, genauer Carvacrol, das Sie auch schon vom Thymian her kennen. Das Öl und die Zubereitungen der Pflanze wirken stark antibakteriell und zugleich belebend auf den Organismus. Zusammen mit anderen wärmenden Kräutern wie Thymian, Andorn, Salbei oder Kamille eignet es sich gut für Kräuterkissen, die erwärmt bei Krämpfen, Bauch-, Ohren-, Zahn- und Halsschmerzen aufgelegt werden können.

Oreganotee bereitet man folgendermaßen zu: Ein gehäufter Teelöffel wird mit ¼ Liter kochend heißem Wasser übergossen, mit einer Untertasse zugedeckt und nach 15 Minuten abgeseiht. Mit etwas Honig gesüßt ergibt das ein hervorragendes Mittel bei Bronchialkatarrhen und festsitzendem Husten. Spitzwegerich, Thymian, Sonnentau oder Huflattich ergänzen eine Bronchialmischung in idealer Weise. Bei Magen-Darm-Problemen sollten Sie auf den Honig im Tee verzichten.

Bei akuten *Infektionen* hat sich die Anwendung von ätherischem Oreganoöl bewährt: Nehmen Sie in Abständen von 2 Stunden 3 Tropfen Oreganoöl mit einem kleinen Teelöffel Sonnenblumenöl vermischt ein. Nicht öfter als 10mal pro Tag nehmen. Sonnenblumenöl ist ein idealer Träger für die Wirkstoffe des Oregano und verhindert eventuelle Reizwirkungen der Phenole.

Aufgrund möglicher Reizungen sollten Sie Oreganoöl auch niemals unverdünnt auf der Haut anwenden. Oreganoöl darf in dieser Form nicht länger als 2 bis 3 Wochen eingenommen werden, da sonst Irritationen des Leberstoffwechsels durch die

Phenole möglich sind. Bei der Anwendung als Gewürz oder Tee besteht diese Gefahr natürlich nicht. Das Öl werden Sie ohnehin nicht lange einnehmen müssen, weil es schon bald den Krankheitserregern ein Ende bereitet hat. In der Schwangerschaft sollte das Öl grundsätzlich nicht eingenommen werden. Eine Anwendung aus der Volksheilkunde ist das *Oreganobad bei allergischen Erkrankungen der Haut*. Dazu wird aus 50 bis 60 g Oregano und einem Liter Wasser ein kräftiger Tee bereitet, der dem Badewasser einmal pro Woche zugesetzt wird.

Gewürznelken

Gewürznelken rufen schnell angenehme Erinnerungen hervor an lange Winterabende mit Glühwein, Weihnachtsgebäck, Bratäpfeln und ähnlichen Genüssen, die die kalte Jahreszeit erträglich machen und ihr einen gewissen Reiz verleihen. Zu all diesen Gaumenfreuden gehören traditionellerweise Gewürznelken. Man darf nicht viel davon verwenden, sonst wird der Geschmack schnell penetrant und störend, aber fehlen dürfen sie dennoch nicht. Kohlgerichte wie Rot- und Weißkraut werden durch die Nelken schmackhafter und bekömmlicher. Kochfisch, Spaghettisaucen, auch Pizza und Gewürzmischungen für Wildbret profitieren ebenfalls von einem Hauch Gewürznelken.

In der Naturmedizin früherer Zeiten wurden Gewürznelken gerne verwendet, um den Geschmack von Kräuterpulvern und anderen Zubereitungen zu verbessern. Auch als anregendes Magenmittel und zur Entkrampfung des Darmes wurde das Gewürz herangezogen.

Der Gewürznelkenbaum ist auf den Philippinen und den Molukken heimisch und wird heutzutage überall in den Tropen kultiviert. Geerntet werden die Blütenstände der Pflanze, wenn sie bereits voll entwickelt sind, sich aber noch nicht geöffnet haben. Um ätherisches Nelkenöl zu gewinnen, werden auch Blätter und Rinde verwendet.

Nelken waren schon vor unserer Zeitrechnung in China und Ägypten ein begehrtes Gewürz, das teilweise von den Mächtigen dieser Kulturen mit Gold aufgewogen wurde, um in seinen Besitz zu gelangen. In unseren Kulturkreis gelangte das Gewürz etwa im 4. Jahrhundert nach Christus durch Kaiser Konstantin.

Die *desinfizierende Wirkung* der Nelken war schon im Mittelalter bekannt, wenn man damals auch noch nichts über die näheren Zusammenhänge zwischen Erregern, Infektion und Krankheit wußte. Als der schwarze Tod, also die Pest, in Europa wütete, waren Nelken bei Ärzten und Pflegern beliebt. Man hängte sie sich als Kette um den Hals oder kaute darauf herum, während man die Kranken besuchte oder die Toten wegschaffte. Scheinbar war die Schutzwirkung doch deutlich genug erkennbar, so daß sich diese einfache Methode entwickeln konnte. Zubereitungen aus der Gewürznelke finden ebenfalls seit langer Zeit Verwendung als Desinfektionsmittel für Mund, Rachen und Hals. Bewährt hat sich der getrocknete Blütenstand von Syzygium aromaticum oder Eugenia caryophyllata, wie die beiden gültigen botanischen Bezeichnungen des Myrtengewächses lauten, besonders auch in der Zahnmedizin. Gewürznelken zu kauen mindert *Zahnschmerzen* meist deutlich und verhindert *bakterielle Infektionen von Zahnfleischentzündungen* oder Kieferwunden nach Zahnextraktionen. Das ätherische Öl kann bei starken Zahnschmerzen ausnahmsweise auch direkt in die Nähe des betroffenen Zahnes getupft werden, um den irritierten und schmerzenden Nerv zu betäuben.

Gewürznelken enthalten bis zu 20% ätherisches Öl, bis 14% Gerbstoffe, ferner Flavonoide, Schleimstoffe, Fett und Harze. Das ätherische Nelkenöl, das bis zu 80% des natürlichen Phenols Eugenol enthält, ist von so starker Wirksamkeit, daß es selbst in Verdünnungen von 1:1000 bis 1:10000 noch seinen vollen antimikrobiellen Effekt entfaltet, ohne die Haut oder Schleimhaut zu reizen. Normalerweise darf Nelkenöl nämlich nicht unverdünnt angewendet werden, da es bei empfindlichen Personen zu deutlichen Hautreizungen führen kann. Bei Menschen mit Neigung zu Allergien sollte das Öl äußerlich nur nach einem Allergietest verwendet werden.

Nelkenöl enthält auch noch die keimhemmenden Wirkstoffe Caryophyllen und Eugenolacetat. Es hat sich sogar bei virusbedingten *Leberentzündungen, Amöbenbefall und Tuberkulose* bewährt.

Bei *Mandelentzündungen*, auch schwerwiegenderer Art, bewährt sich folgende Gurgelmischung stark phenolhaltiger Öle:

30 Tropfen Bergbohnenkraut
30 Tropfen Thymian Typ Thymol
5 Tropfen Nelke
3- bis 4mal pro Tag 5 Tropfen dieser Mischung ins Gurgelwasser geben

Sie haben sicher bemerkt, daß Nelkenöl in der Grundmischung, die dann nur tropfenweise verwendet wird, nur einen geringen Anteil bildet. Dies trägt der enormen Potenz und Irritationskraft des Wirkstoffes Rechnung. Diese Mischung eignet sich auch über 2 bis 3 Wochen zur Durchführung einer Kur bei Wurmbefall des Darmes oder einer anderen *Parasitose*. Vergessen Sie beim Nelkenöl die Binsenweisheit »viel hilft viel«, genau das Gegenteil ist hier nämlich der Fall.

Bohnenkraut

Vieles von dem, was schon über Thymian und Oregano gesagt wurde, gilt auch für das Bergbohnenkraut, da das ätherische Öl dieser Pflanze ähnliche Inhaltsstoffe besitzt. Bohnenkraut,

Satureja hortensis, ist ein beliebtes Küchengewürz für Bohnengerichte, Eintöpfe mit Gemüse, Fleisch oder Würsten und nimmt so manchem gehaltvollen Essen zwar nicht die Kalorien, aber doch etwas die Schwere. In Kombination mit Basilikum verfeinert es die Gerichte, wenn salzarm oder -frei gekocht werden muß.

Bohnenkraut gehört zu den Lippenblütengewächsen und ist ursprünglich im östlichen Mittelmeergebiet und am schwarzen Meer zu Hause. Die Benediktinermönche brachten es mit vielen anderen Kräutern über die Alpen in unsere Gärten und Kochtöpfe.

Bohnenkraut wird zur Blütezeit geerntet und im Schatten getrocknet. Als Tee hilft es bei Verdauungsstörungen, Blähungen, Durchfall, Husten und Bronchitis mit Verschleimung; außerdem fördert es den Appetit.

Die Wirkung gegen Bakterien, Viren und Pilze geht, wie Sie sicher schon geahnt haben, in erster Linie von dem reichlich in der Pflanze enthaltenen ätherischen Öl aus, das Carvacrol, Cymol, Thymol und noch andere antimikrobielle Bestandteile enthält.

Außerdem finden sich im Kraut Gerb- und Bitterstoffe, Sitosterin und Ursolsäure. Die Gesamtheit der Wirkstoffe ergibt die verdauungsfördernden, entzündungshemmenden und die Abwehr stimulierenden Effekte des Bohnenkrautes.

Eine interessante überlieferte Anwendung ist die bei *Keuchhusten und asthmatischen Beschwerden* der Kinder: 100g Bohnenkraut mit einem Liter kochendem Wasser übergießen und bedeckt 20 Minuten ziehen lassen. Abseihen und als Badezusatz 2- bis 3mal pro Woche verwenden.

Bohnenkrauttee wird mit 2 Teelöffeln Kraut und ¼ Liter kochendem Wasser hergestellt. 10 Minuten ziehen lassen. Mit Honig bewährt bei *Husten und Bronchitis*, auch bei *Krampfhusten* und Verschleimung. In den Tee kann natürlich zu gleichen Teilen auch noch Thymian gemischt werden. Traditionelle, sehr alte Heilpflanzenbücher unterscheiden in der Regel gar nicht so genau zwischen Thymian, Oregano und Bohnenkraut, weil die Wirkungen und Anwendungsgebiete recht ähnlich sind.

Bohnenkraut eignet sich auch zur Behandlung von *Fußpilz*: Reiben Sie am besten beide Füße ganz mit einer Mischung aus 1 Eßlöffel Olivenöl und 5 Tropfen Bohnenkrautöl täglich 2mal ein. Hartnäckigen Nagelpilz sollten Sie mit dem puren Öl betupfen.

Wacholder

Wacholder gehört zu den Zypressengewächsen. Die reifen Beeren des Strauches werden als Gewürz für Sauerkraut oder zur Zubereitung von *verdauungsfördernden* Schnäpsen verwendet. Wacholderöl hat antibakterielle und antivirale Wirkkomponenten und regt die Wasserausscheidung direkt durch *Stimulation der Nieren* an. Allerdings kann diese Reizwirkung auf die Nieren nach Meinung einiger Experten zu einer Schädigung des Gewebes führen. Deshalb sollte die Anwendung von ätherischem Wacholderöl einem erfahrenen Therapeuten vorbehalten und auf Menschen mit gesunden Nieren beschränkt bleiben. Neuere Untersuchungen widerlegen allerdings die bisherige Lehrmeinung von den nierentoxischen Effekten des Wacholderöles, vor allem dann, wenn es nur aus Beeren, ohne Verwendung anderer Pflanzenteile hergestellt wurde.

Die Verwendung der Wacholderbeeren als Gewürz oder in harntreibenden Teemischungen ist gefahrlos, genauso wie das Kauen der Beeren als Frühjahrskur, wie es Kräuterpfarrer Sebastian Kneipp empfiehlt. Der intensive Geschmack verhindert die Überdosierung wirkungsvoll.

Zimt

Zimt, Cinnamomum zeylanicum, ist das nächste Gewürz, das neben den Nelken nicht in Glühwein, Punsch, Kompott und allerlei Süßspeisen und Gebäck fehlen darf! In der Haute Cuisine wird ein Hauch Zimtpulver übrigens den verschiedensten Fleischgerichten beigegeben, besonders solchen mit dunklem Fleisch, wie Lamm oder Wild. In der richtigen Menge entfaltet es ein hervorragendes Aroma, ohne vorzuschmecken.

Zimt stammt aus Ceylon und wird aus der Rinde des Zimtbaumes gewonnen, der zu den Lorbeergewächsen gehört. Zu dieser Pflanzenfamilie zählt auch der Lorbeerbaum, der Kampferbaum und der Sassafrasbaum. Diese Familienmitglieder dienen allesamt zur Herstellung von wirksamen Heilmitteln. Ein weiteres Lorbeergewächs, der Aguacate aus Mittel- und Südamerika, liefert uns die birnenförmigen, grünen bis grauschwarzen Avocadofrüchte, die sich zunehmender Beliebtheit erfreuen.

Lorbeergewächse bilden sogenannte Ölzellen aus, das sind lebendige Zellen im Zellverbund des pflanzlichen Lebewesens, die prall gefüllt sind mit ätherischem Öl.

Medizinische Eigenschaften und Inhaltsstoffe

Medizinisch gesehen, hat Zimt blutstillende, schmerzstillende und allgemein stärkende Eigenschaften und wird bei Völlegefühl, Blähungen und krampfartigen Magen-Darm-Störungen empfohlen.

Ein *Zimttee zur Appetitanregung und bei Magen-Darm-Problemen* wird folgendermaßen zubereitet: ein Teelöffel zerstoßene Zimtrinde mit siedendem Wasser übergießen und bedeckt 10 Minuten ziehen lassen. 2 bis 3 Tassen pro Tag vor oder zu den Mahlzeiten sind eine vernünftige Dosierung.

Zimt enthält Schleim- und Gerbstoffe, die eine pflegende und entzündungshemmende Wirkung auf die Schleimhäute des

Verdauungstraktes haben, und natürlich das ätherische Öl, das uns aufgrund seiner antibiotischen Eigenschaften hier am meisten interessiert.
Wissenschaftliche Untersuchungen haben ergeben, daß Zimtöl noch in einer Verdünnung von 1:3000 unter Laborbedingungen Typhuserreger unschädlich machen kann. Natürlich lassen sich Laborsituationen nicht ohne weiteres auf den Menschen übertragen. Es mag durchaus sein, daß im lebenden Organismus etwas höhere Konzentrationen nötig sind, aber grundsätzlich zeigen solche Versuche, was für eine enorme antibiotische Potenz natürlichen ätherischen Ölen innewohnt.
Hauptwirkstoff des Zimtöls ist das Zimtaldehyd, das zur Gruppe der Phenylpropane gehört. Außerdem ist auch Eugenol enthalten, auf dessen keimtötende Kraft schon bei den Nelken hingewiesen wurde. Leider gehören diese beiden Stoffe zu den Phenylpropanen, die am stärksten von allen Vertretern dieser Wirkstoffgruppe die Haut reizen können. Darum darf ich es nicht versäumen, noch einmal davor zu warnen, Zimt- oder Nelkenöl im Eifer unverdünnt auf der Haut zu verwenden. Allergisch disponierte Personen können massive Kontaktdermatitiden bekommen. Andererseits wäre es mindestens genauso sinnlos, auf diese Heilmittel einfach zu verzichten, die Dosierung macht das Gift zum Elixier.
Hervorragend bei *Pilzerkrankungen* der Haut bewährt sich nämlich folgende Mischung ätherischer Öle:

10 Tropfen Thymianöl Typ Thymol
10 Tropfen Oreganoöl
10 Tropfen Zimtöl
20 ml Trägeröl, z. B. Avocado- oder Jojobaöl

Prüfen Sie zuerst an einer Hautstelle, zum Beispiel am Innenarm, ob Sie diese Mischung vertragen. Wenn die Haut empfindlich reagiert, können Sie die Dosis des Trägeröles auf 50 ml bis 100 ml erhöhen.

Diese Mischung dann 2mal täglich dünn auf die betroffenen Hautareale auftragen. In 2 bis 3 Wochen sollte der Hautpilz verschwunden sein. Allerdings ist für eine erfolgreiche Pilzbehandlung in der Regel die Umstellung auf eine vernünftige Ernährung wichtig. Dies gilt besonders bei einer *Candidose* des Darms, aber auch bei Pilzbefall der Haut, der Schleimhäute oder der Nägel.

Um die Verträglichkeit der Mischung zu testen, verreiben Sie einen Tropfen davon in der Ellenbeuge und warten 24 Stunden ab, ob Hautreaktionen wie Rötung oder Bläschenbildung auftreten. Sicherheitshalber bei Allergikern den Test 2mal durchführen.

Zitrone

Diese säuerliche Frucht gehört inzwischen zum Standardsortiment jeder Obsthandlung und fehlt in kaum einem Haushalt. Das war nicht immer so, denn die Zitrone muß aus den südlichen Ländern eingeführt werden und war deshalb noch vor wenigen Jahrzehnten für viele Menschen ein unerschwinglicher Luxus. Der Zitronenbaum wird bis zu 7 Metern hoch, hat seine Urheimat im südöstlichen Asien, vermutlich in Indien und Burma, und gelangte erst zur Römerzeit in die Mittelmeerländer, wo er prächtig gedeiht.

Zitronen enthalten in ihrer Schale ein ätherisches Öl mit Limonen und Citral, das Fruchtfleisch ist reich an wertvollem natürlichen Vitamin C, Flavonoiden, Carotinoiden und Cumarinen. In der Schale findet sich außerdem Pektin, das gelierende Eigenschaften hat und den Cholesterinspiegel günstig beeinflussen soll. Zitronensaft regt die Tätigkeit von Leber und Galle an und wirkt entgegen landläufiger Meinung nicht übersäuernd auf den Organismus. Bei der Verdauung entsteht aus der Zitronensäure sogar basisches Kaliumkarbonat, das

Säure neutralisiert und den Körper mild entsäuert. Der zusammenziehende Effekt der Zitrone wirkt gegen *Durchfälle* und *Blutungen* und ist für die pflegenden Eigenschaften des Saftes auf die Haut mitverantwortlich. Zitronensaft und -öl wird sogar in der *Cellulitis-Behandlung* erfolgreich angewendet.

Auch bei *Nasen- und Zahnfleischbluten* hilft das Auftragen von Zitronensaft.

Dank des hohen Vitamin-C-Gehaltes beschleunigt Zitronensaft Heilungsprozesse und aktiviert das Abwehrsystem. Zitronensaft mit etwas Wasser vermischt ist auch ein gutes Gurgelmittel bei *Heiserkeit, Hals- und Mandelentzündung*. Vitamin C schützt die Zellen des Körpers vor Oxidation und verhindert die Entstehung von schädlichen freien Radikalen.

Einen guten Erkältungstee, der zu gleichen Teilen aus Linden- und Holunderblüten besteht, können Sie mit einem Schuß Zitronensaft zusätzlich aufwerten. Auch im Kamillentee verbessert Zitronensaft den Geschmack und unterstreicht die pflegende Wirkung auf den Darm.

Das ätherische Zitronenöl eignet sich hervorragend zur Verbesserung und *Desinfektion der Raumluft* über die Duftlampe oder einen Luftbefeuchter. Limonen, das in allen Citrusölen enthalten ist, verleiht dem Zitronenöl antivirale Eigenschaften. Es wird deshalb auch zur Herpes-Behandlung empfohlen. Limonen reizt die Haut nicht, in seltenen Fällen können photosensibilisierende Effekte auftreten. Deshalb sollte man nach der äußerlichen Anwendung zitronenölhaltiger Pflege- und Arzneiprodukte die direkte Sonneneinstrahlung auf die behandelte Haut vermeiden. Citral und Limonen haben eine deutlich *beruhigende Wirkung auf das Nervensystem und die Psyche*, wenn das Zitronenöl oral eingenommen wird. 2- bis 3mal täglich können ohne Probleme 5 Tropfen des Öls mit etwas Brot eingenommen werden. Das hilft bei *Nervosität, Verdauungsbeschwerden wie Blähungen, Aufstoßen und leichtem Durchfall, Schnupfen und Grippe*.

Die *Cellulitis* ist für viele Frauen ein großes kosmetisches und bei zunehmender Ausprägung auch gesundheitliches Problem. Die Struktur der Unterhaut verändert sich, die Haut bekommt ein buckliges, schlaffes Aussehen, ähnlich der Oberfläche einer Orange. Aus dem Unterhautfettgewebe gelangen Fettzellen in die sogenannte Lederhaut, das Korium. Die Lederhaut liegt direkt unter der obersten Hautschicht, der Epidermis, und enthält normalerweise zahlreiche kollagene Fasern, die der Haut ihre Elastizität und das straffe Aussehen verleihen. Durch die Fetteinlagerungen sinkt die Kollagenproduktion und der Anteil an elastischen Fasern in der Lederhaut.

Ein gutes Körperöl zur Behandlung der Cellulitis können Sie aus folgenden ätherischen Ölen herstellen:
100 ml Jojoba- oder Haselnußöl werden mit je 7 Tropfen Eucalyptus-, Zitronen-, Zedern-, Salbei- und Zypressenöl vermischt. Die kritischen Zonen werden 2- bis 3mal täglich mit dem Öl einmassiert. Diese Anwendung fördert vor allem die Durchblutung und die Regeneration des Gewebes. Nach vier Wochen Anwendung jeweils eine 1- bis 2wöchige Pause einlegen.

Meerrettich

Im Kapitel über die Wirkung natürlicher Antibiotika haben wir eine andere Gruppe antibiotisch wirksamer Pflanzen schon einmal kurz erwähnt. Sie erinnern sich sicher an die Senföl-Glykosid-haltigen Gewächse mit ihren typischen Vertretern Senf, Zwiebel, Meerrettich, Lauch, Rettich, Knoblauch, Bärlauch und Kresse. Das sind alles Mitglieder der Pflanzenfamilien der Lauchgewächse oder der Kreuzblütler. Wir wollen uns im folgenden noch etwas mit den Kreuzblütlern Meerrettich, Senf und Brunnenkresse beschäftigen.

Weitere Pflanzen mit antibiotischer Wirkung

Auch bei diesen Pflanzen ist der Träger des Hauptwirkstoffes ein flüchtiges ätherisches Öl, das jeder Mensch aus eigener Erfahrung vom Zwiebelschneiden oder Meerrettichreiben her kennt. Die hohe keimhemmende und -tötende Wirkung dieser Pflanzen beruht auf den sogenannten Senföl-Glykosiden und der ebenfalls schon erwähnten Rhodanwasserstoffsäure. Die Senföl-Glykoside bestehen aus stark schwefelhaltigen Grundsubstanzen und liegen in der Pflanze meist in einer für den Menschen reizlosen Form vor. An einer Zwiebel, einer Meerrettichstange oder einer Handvoll Senfkörner zu riechen, ist praktisch ohne Reizwirkungen möglich. Beim Schneiden oder Reiben von Meerrettich und Zwiebel kommt das reizlose Glykosid Sinigrin mit dem Enzym Myrosinase zusammen, und es entsteht innerhalb kürzester Zeit das reizende Allylsenföl. Allylsenföl ist ein hochwirksames natürliches Antibiotikum. Bei den Kressearten laufen ähnliche biochemische Prozesse ab.

Eine alte Überlieferung besagt, daß der Meerrettich für medizinische Anwendungen besonders wirksam in Monaten sei, die ein »R« in ihrem Namen enthalten. Ob das stimmt oder nicht, ließe sich wohl nur durch aufwendige Laboruntersuchungen des Wirkstoffgehaltes einer Pflanze zu verschiedenen Jahreszeiten feststellen. Solche »Bauernregeln« entstehen sehr oft aus langjährigen Erfahrungen. Fest steht jedenfalls, daß Meerrettich mit einer ganzen Reihe wertvoller Inhaltsstoffe aufwarten kann und nicht nur eine Würz-, sondern eine richtige Heilpflanze für alle Monate des Jahres ist! Neben den keimtötenden Glykosiden und der Rhodanwasserstoffsäure ist sehr viel Vitamin C, Schwefel und Kalium enthalten. Meerrettich bewahrte neben Sauerkraut und Zwiebeln die Seefahrer und das arme Bauernvolk vor der Vitamin-C-Mangelkrankheit *Skorbut*. In der richtigen Dosierung wirkt Meerrettich in heilsamem Sinne reizend auf Haut und Schleimhaut. Ferner wird die Nierendurchblutung und die *Harnausscheidung* angeregt, der Gallefluß erheblich gesteigert, die *Durchblutung* gefördert, zäher Schleim verflüssigt und *Hustenreiz* gelindert. Selbst bei der *Zuckerkrankheit* wirkt sich die gut daumendicke, cremefarbene Wurzel mit brauner Haut dank ihres Gehaltes an blutzuckersenkenden Glukokininen positiv aus. Meerrettich regt Leber, Bauchspeicheldrüse und überhaupt den gesamten Verdauungskanal an und hilft gegen jede Form der *Verdauungsschwäche und Appetitlosigkeit.*

Allerdings muß vor der Anwendung bei Durchfall gewarnt werden, träger Stuhlgang dagegen reagiert gut auf die Wurzel. Selbstverständlich dürfen Menschen mit einer bekannten Allergie auf Senföle weder Meerrettich noch Senf oder Kresse innerlich oder äußerlich einnehmen. Wer unter starkem Nachtschweiß leidet, sollte ebenfalls auf senfölhaltige Pflanzen in größeren Mengen verzichten, die Beschwerden könnten sich verschlimmern.

Alles in allem ist Meerrettich ein ausgezeichnetes *Blutreinigungsmittel* und hilft auch bei *rheumatischen, gichtigen und neuralgischen Schmerzen. Katarrhe der oberen Luftwege und Blaseninfektionen* lassen sich ausgezeichnet damit behandeln. Eine gute Bekannte von mir pflegt herannahende *Erkältungskrankheiten* erfolgreich zu bekämpfen, indem sie einige Tage lang täglich rund 50 Gramm geriebenen Meerrettich, frisch oder aus dem Glas, zu sich nimmt. Es handelt sich dabei vielleicht um eine Roßkur, die Menschen mit empfindlichem Magen nicht unbedingt zu empfehlen ist, aber es hilft überzeugend gut. Nierenkranke dürfen Meerrettich in solchen Mengen übrigens nicht zu sich nehmen, da sonst Nierenblutungen entstehen könnten.

Bei Husten, asthmatischen Beschwerden und Erkältungskrankheiten mit und ohne Fieber bewährt sich der *Meerrettich-Honig.* Durch den Honig wird die Schärfe der Wurzel etwas genommen. Die Einnahme löst festsitzenden Schleim, erleichtert das Atmen und eliminiert Krankheitserreger:

Einen Eßlöffel frisch geriebenen Meerrettich mit 3 Eßlöffeln Honig verrühren und davon täglich 5mal einen Teelöffel voll einnehmen.

Die Wirkung kann durch Zugabe von einem Eßlöffel gehackter Zwiebel noch verstärkt werden: Geben Sie zu Meerrettich, Honig und Zwiebel noch 5 Eßlöffel Wasser, und bringen Sie das Ganze kurz zum Kochen. Nach dem Abkühlen wie beschrieben einnehmen. Für Zuckerkranke ist dieses Rezept nicht geeignet.

Meerrettich-Auflage bei Rheuma, Ischias und Kopfschmerzen: Ein etwa 10 cm langes Meerrettichstück fein aufreiben und mit etwas Wasser zu einem streichfähigen Brei verrühren. Diesen Brei messerrückendick auf ein Leinentuch streichen und auf die schmerzenden Stellen legen. Bei Kopfschmerzen im Nakken anbringen. Nach längstens 5 Minuten wieder entfernen, um eine übermäßige Reizung der Haut zu vermeiden. Empfindliche Haut können Sie zuvor auch mit etwas Hautöl eincremen.

Zum Säubern und Desinfizieren schlecht heilender Wunden eignet sich eine Meerrettichtinktur: Eine halbe Stange Meerrettich wird gerieben und mit 70%igem Alkohol übergossen. Nach 2 Stunden durch ein feines Baumwolltuch abpressen und die Tinktur zu gleichen Teilen mit Wasser vermengen. Diese Flüssigkeit kann mehrmals täglich für Umschläge verwendet werden.

Meerrettichtee gegen Fieber, Grippe und Harnwegsinfekte: einen Eßlöffel grob geriebenen Meerrettich mit einer Tasse kochendem Wasser übergießen und zugedeckt 5 Minuten ziehen lassen. 3 bis 4 Tassen täglich trinken.

Bei *Verdauungsstörungen* wird 1 Teelöffel Meerrettich in ein Glas warme Milch eingerührt und einmal täglich, am besten abends, getrunken. Kurmäßig über 2 bis 3 Wochen durchführen!

Senf

Senf ist ein Gewürz, das seit Tausenden von Jahren bekannt ist und vielfältig verwendet wird. Vor der Einfuhr der exotischen Gewürze durch die Seefahrer, Forschungsreisenden und Abenteurer des späten Mittelalters war Senf eines der ganz wenigen Gewürze, mit dem auch die ärmeren Menschen in Europa ihr eintöniges Essen etwas aufwerten konnten.

Heute bekommen Sie im Geschäft in der Regel die Samen der Sareptasenfpflanze zu kaufen. Schwarzer oder Brauner Pfeffer (Brassica nigra) wächst nämlich bis zu 2 Meter hoch, während die Sareptapflanze (Brassica juncea) kleinwüchsiger und dadurch leichter abzuernten ist. Beide Sorten sind scharf und würzig, wobei der schwarze Senf noch aromatischer und auch medizinisch wirksamer ist. Weißer Senf (Sinapis alba) zeichnet sich durch seine größeren Samenkörner aus.

Im Senf finden wir wieder das reizarme Glykosid Sinigrin, das durch enzymatische Spaltung mittels Myrosinase zu dem hochwirksamen Allylsenföl wird. Dieser Wirkstoff und noch andere Schwefel- und Rhodanidverbindungen machen Senf zu einem hochwirksamen Reiztherapeutikum mit starken antibiotischen Eigenschaften.

Als Gewürz wird Senf auch von Kräuterpfarrer Sebastian Kneipp wärmstens empfohlen, besonders wenn *Blähungsbeschwerden, Völlegefühl, Appetitlosigkeit und träger Stuhlgang* das Leben schwer machen. Senf steigert die Durchblutung der Darmschleimhaut und bewirkt eine gründliche *Desinfektion* des gesamten Verdauungstraktes. Diesen Effekt haben auch Zwiebel, Meerrettich, Knoblauch, Bärlauch und Rettich. Die Darmflora wird normalisiert und dadurch steigt auch die allgemeine Abwehrkraft. Die reichliche Anwendung der genannten Pflanzen empfiehlt sich auch, wenn die Einnahme chemischer Antibiotika die Darmflora völlig aus dem Gleichgewicht gebracht hat, wovon eigentlich immer auszugehen ist.

Pfarrer Kneipp ließ übrigens auch bei *chronischen Kopfschmerzen mit Magenschwäche* immer den Senf als Gewürz mit Erfolg verwenden!

Senfpflaster bewirken innerhalb kürzester Zeit Rötung und stechend-brennende Schmerzempfindungen auf der Haut. Darum muß mit diesem Heilmittel vorsichtig umgegangen werden! Senfpflaster leisten aber sehr gute Dienste bei *Katarrhen im Hals- und Brustraum, starker Bronchitis, Rippenfellentzündung, sogar bei Lungenentzündung, fieberhaften Infekten mit Kreislaufschwäche und lokalen Schmerzprozessen* wie akuter Gelenkentzündung, Rheumatismus, Ischias und Nervenentzündungen.

Wegen der enormen Reizwirkung wird eine Senfauflage niemals direkt auf die nackte Haut gegeben, sondern ein ganz dünnes, feuchtes Tuch oder feuchte Gaze zum Schutz der Haut zuerst aufgelegt. Frisch gemahlener Senf wird dann mit Wasser zu einem dicken Brei verrührt, messerrückendick auf ein Tuch gestrichen und auf die geschützte Haut gelegt. Der Patient empfindet recht bald ein Prickeln, dann beginnt die Haut zu brennen. Die Auflage wird abgenommen, sobald sich die Haut rötet.

Milder und unkritischer in der Anwendung sind *Senfbäder*. Sie wirken gut bei einer beginnenden Erkältung oder Grippe. Außerdem leiten sie *Blutandrang* bei hochrotem Kopf ab und helfen bei *Kreislaufschwäche, Schwindelanfällen und Beklemmungsgefühlen*. Auch bei *Husten, Bronchitis und Lungenleiden* sind Senfbäder empfehlenswert.

Für ein *Fußbad* braucht man 100 g Senf, für ein Vollbad etwa 400 g. Die Körner werden grob zerstoßen und zunächst in ½ bis 2 Liter kaltem Wasser 15 Minuten lang angesetzt. Dann das Ganze dem warmen Fuß- oder Wannenbad zusetzen. Badedauer 10 bis 15 Minuten. Die Temperatur sollte etwa 38 °C betragen. Temperaturen über 60 °C zerstören das Enzym und verhindern so die Wirkung des Senfsamens. Solche Temperaturen werden bei einem Bad natürlich nicht erreicht, außer man läßt zuerst nur heißes und dann bis zum Erreichen der Badetemperatur kaltes Wasser einlaufen. Sie können den Senf auch durch ein Leinensäckchen in die Badewanne abgießen und das Säckchen anschließend in das Badewasser hängen. So ein Bad ist übrigens auch für Kinder mit Erkältungskrankheiten oder bronchitischen Beschwerden zu empfehlen, hier sollten Sie aber nur die Hälfte der angegebenen Mengen verwenden. Anschließend ins warme Bett legen und schwitzen!

Zum Schluß möchte ich noch Adamo Lonicero, einen Arzt des 17. Jahrhunderts, zitieren: »Wer allmorgendlich zwei Senfkörner schluckt, ist sicher vor dem Schlag(anfall) … Senfkörner machen ein gutes Gedächtnis und reinigen das Gehirn.« Wenn das kein guter Tip ist.

Brunnenkresse

Die Brunnenkresse wächst in klaren, kalten, sanft fließenden Gewässern am allerbesten und überzieht die Wasseroberfläche mit einem Teppich aus saftig-grünen Blättern. Ihre Wurzelausscheidungen halten das Wasser frei von Fäulnis und Veralgung. Brunnenkresse verfügt über so gute antibiotische Eigenschaften, daß sie in diesen Ausführungen nicht fehlen darf. Allerdings muß man darauf achten, die Pflanze immer frisch zu verwenden, da sich bei der Trocknung das Senföl-Glykosid Glykonasturtiin zersetzt und nicht mehr enzymatisch zu dem wirksamen Phenylaethyl-Senföl umgebaut werden kann. Natürlich finden sich in der Brunnenkresse noch weitere schwefelhaltige Verbindungen und Rhodanide. Diese Stoffe machen die Brunnenkresse zu einem hochwirksamen natürlichen Antibiotikum bei *Blasenentzündungen* und *Bronchitis*. Die Pflanze liefert die Vitamine A, C und D sowie Eisen und Jod. Der Mineralgehalt der Kresse schwankt natürlich je nach Gewässer.

Zubereitungen aus Brunnenkresse sind *blutbildend, magenstärkend, wundheilend, leicht blutdrucksenkend und schmerzlindernd*. Brunnenkresse ist auch im Winter ein erstklassiger Vitaminspender und sollte reichlich in Salaten und Gemüsezubereitungen verwendet werden. Sehr schmackhaft und gesund ist die Zubereitung von Kräuterquark mit etwas Brunnenkresse, Schnittlauch und einem Eßlöffel Leinöl. Brunnenkresse hat ausgezeichnete blutreinigende Eigenschaften und wird deshalb in der Naturheilkunde gerne als unterstützendes Mittel bei Hautleiden aller Art empfohlen. Bei monatelangem Gebrauch soll die Pflanze aufgrund ihres Mineralgehaltes an Jod ein gutes Mittel gegen den Kropf bei Schilddrüsenunterfunktion sein.

Zur *Durchspülung bei Blasenentzündungen* können Sie aus frischer Brunnenkresse einen Tee zubereiten: 2 Teelöffel zerkleinerte Blätter mit ¼ Liter heißem Wasser übergießen und 15 Minuten ziehen lassen. Vier große Tassen täglich trinken. Wirkstoffschonender ist ein sogenannter Kaltauszug: Hierfür werden 100 g frische Blätter über Nacht in einem Liter kaltem Wasser eingeweicht. Über den Tag verteilt trinken. Dadurch kann auch *Nierengrieß* ausgespült werden.

Sehr wirksam bei herannahender *Erkältung und Bronchitis* und zur *Entschlackung* im Frühjahr ist die Einnahme von Brunnenkresse-Frischpflanzensaft. Diesen können Sie mittels einer Saftpresse selbst herstellen oder im Reformhaus kaufen. Im akuten Fall 3 Eßlöffel pro Tag einnehmen. Als Kur bei Rheumatismus, Hautausschlägen und zur Entschlackung wenigstens 6 Wochen lang täglich 2 Eßlöffel einnehmen. Diese Kur wirkt auch gegen *Darmparasiten*, die die Senföl-Glykoside nicht ausstehen können!

Brunnenkresse sollte nicht in der Schwangerschaft eingenommen werden, weil sie ein leichtes Zusammenziehen der Gebärmutter bewirken kann.

Zum Abschluß unserer Betrachtungen über antibiotisch wirksame Pflanzen möchte ich noch stellvertretend für Tausende in- und ausländischer Teepflanzen zwei für die Zubereitung von Heil- und Genußtees typische Pflanzen vorstellen: die Ringelblume und die Lapachorinde.

Beide Pflanzen sind in ihren jeweiligen Kulturkreisen weit verbreitet und gebräuchlich in der Naturmedizin. Sie enthalten beide keimhemmende, heilungsfördernde und abwehrstärkende Wirkstoffe. Sie können wie viele der in diesem Buch genannten natürlichen Antibiotika in schweren Fällen die Chemie nicht ersetzen, aber im Vorfeld die Abwehrkräfte stärken und oft die schwächende Anwendung der chemischen Keule überflüssig machen.

Ringelblume

Die Ringelblume gehört zur Gattung der einjährigen Korbblütler. Ihr aufrechter Stengel und die Blätter sind dicht behaart. Die arzneilich verwendeten gelb-orangen Blüten erreichen einen Durchmesser von bis zu 5 cm. Über Nacht schließen sich die Blütenköpfchen, die im Herbst durch eine große Zahl sichelförmig gebogener, dunkler Samen das Überleben der recht anspruchslosen Pflanze sicherstellen.

Ringelblumenblüten enthalten ein antibiotisch wirksames ätherisches Öl, den Schmerzstiller Salizylsäure, die Bitterstoffglykoside Calenden und Calendulin, Flavonoide, Saponine, Carotinoide, Enzyme und natürliche Farbstoffe. Wir haben es also wieder mit einem sehr komplexen Arzneistoff zu tun, was viele interessante Heilwirkungen erwarten läßt.

Ringelblume ist ein bedeutendes *Hautpflege- und Reinigungsmittel*, ein wertvolles *Wundheilmittel*, unterstützt andere Heilpflanzen in der *Frauenheilkunde*, stärkt die Venen und fördert die Funktion der *Verdauungsdrüsen*.

Äußerlich bewährt sich Ringelblume als Salbe, Tinktur oder Auflage bei *Akne, Furunkeln, Verbrennungen* und sogar *Geschwüren*. *Entzündungen*, die dicht unter der Haut liegen, und verschmutzte, *eitrige Wunden* reagieren sehr gut auf Ringelblumen-Anwendungen. Hildegard von Bingen empfahl sie im 11. Jahrhundert schon genauso wie in der Neuzeit Sebastian Kneipp zur Wund- und Hautbehandlung. Untersuchungen haben ergeben, daß vor allem eitrige Staphylokokkenerkrankungen der Haut gut auf Ringelblume ansprechen. In der *Frauenheilkunde* fördert Ringelblume besonders bei nervösen und anämischen (blutarmen) Frauen die Monatsblutung und lindert krampfartige Regelschmerzen.

Eine gute *Ringelblumensalbe* können Sie in der Apotheke kaufen oder leicht selbst herstellen: Zupfen Sie 20 g der orangenen Blütenblätter frisch ab und übergießen diese dann mit derselben Menge Olivenöl. Die Mischung leicht erwärmen oder einfach in die Sonne stellen. Mindestens 12 Stunden ziehen lassen. Das Öl, das die Wirkstoffe angenommen hat, nun mit jeweils 5 g Kakaobutter und Bienenwachs verrühren, die Sie zuvor zum Schmelzen gebracht haben. Abkühlen lassen und innerhalb eines halben Jahres verbrauchen. Diese Salbe können Sie bei wundem Babypopo, schlecht heilenden Wunden, Akne, Furunkeln, zur Narbenbehandlung, bei Nagelbettentzündungen oder Dekubitus bettlägeriger Personen auftragen. Ideal auch für trockene, schrundige Arbeitshände.

Ringelblumentee bereiten Sie aus 2 Teelöffeln im Schatten getrockneter Ringelblumenblüten und einem ¼ Liter kochendem Wasser zu. 10 Minuten ziehen lassen. Dieser Tee dient zum Gurgeln und Spülen bei *Entzündungen von Zahnfleisch, Hals und Rachen* oder als feuchte Auflage bei *Ausschlägen und schlecht heilenden Wunden*. Getrunken werden 3 Tassen pro Tag, um die *Venen* zu stärken, die *Monatsblutung* zu harmonisieren und die Schleimhäute des *Magen-Darm-Traktes* zu pflegen. Ringelblumentee, der meist auch von Allergikern vertragen wird, eignet sich zum Beispiel auch zur Behandlung *chronischer Magenschleimhautentzündungen*.

Eine *Ringelblumentinktur* ist länger haltbar als die selbstgemachte Salbe, und die Heilkräfte der Ringelblume kommen besonders gut zum Tragen: Setzen Sie 20 g Blütenblätter 10 Tage lang in 100 ml 60%igem Alkohol an. Die durch einen Kaffeefilter abgegossene Tinktur kann direkt zum Betupfen von Fisteln und Furunkeln benützt oder für Umschläge im Verhältnis 1:10 mit Wasser verdünnt werden.

Lapachorinde

Lapacho heißt die innere rote Rinde des Lapachobaumes, der nur im Hochland der Anden Südamerikas wächst. Andere Namen sind Iperoxo, Pau-d'arco, Taheebo und Queshua.

Schon vor Hunderten von Jahren nutzten die Heiler und Medizinmänner der Andenindianer die Pflanze. Die Inkas nannten sie liebevoll »Lebensspender«. Die erstaunlichen Heilkräfte der bis zu 700 Jahre alten Bäume wurden von westlichen Forschern erst in den letzten zwanzig Jahren wiederentdeckt. Lapachotee hilft bei *Infektionen mit Pilzen* und anderen Keimen und kann *Schmerzen*, besonders in den Gelenken, lindern. Außerdem verbessert das Getränk die Qualität des Blutes und *reinigt die Lymphe*, das »weiße Blut« unseres Immunsystems. Aufgrund dieser und anderer Eigenschaften empfehlen einige Mediziner den Tee sogar zur unterstützenden Behandlung bei Krebsleiden.

Die Ernte der Rinde schädigt den Baum nicht, wenn sorgfältig und rücksichtsvoll mit der Pflanze umgegangen wird, da sie sehr schnell nachwächst. Sie enthält hochwirksame natürliche Antibiotika und zahlreiche Mineralstoffe.

Die Wissenschaftler fanden Mineralstoffe wie Eisen, Kalzium, Magnesium und Mangan und seltenere Spurenelemente wie

Strontium, Barium, Jod und Bor. Außerdem entdeckten sie eine Substanz namens Xyloidin, die eine stark keimtötende Wirkung auf Viren, Bakterien und Pilze ausübt. Die verschiedenen Inhaltsstoffe beleben den Organismus, ohne daß aufputschende Substanzen enthalten wären, und helfen bei zahlreichen Erkrankungen.

Lapachotee wird folgendermaßen zubereitet: 4 Teelöffel Lapachorinde in einen Liter Wasser 5 Minuten lang leicht köcheln und anschließend 15 Minuten ziehen lassen. Trinken Sie einen Liter Tee aus der Thermoskanne über den Tag verteilt, oder bereiten Sie das Getränk tassenweise mit entsprechend geringerer Rindenmenge jeweils frisch zu.

Dieser Tee hilft innerlich und äußerlich sehr gut bei *Pilzbefall* und unterstützt die Wirkung von anderen Antipilzmitteln ausgezeichnet. Bei *Candidose* des Darmes hilft er ebenfalls, und bei Verpilzung von Fingern, Zehen oder Genitalien kann er für Umschläge oder Bäder verwendet werden. Sie müssen den Tee allerdings schon mehrere Wochen lang konsequent anwenden, wenn sich ein Erfolg einstellen soll. In gleicher Weise wird Lapachotee angewendet, um *Ekzemen, Juckreiz*, anderen Hauterkrankungen und *schlecht heilenden Wunden* beizukommen. Sogar bei *Neurodermitis* und *Psoriasis* wurde schon von Linderungen durch Lapachotee berichtet.

Folgende Teemischung eignet sich gut zur Behandlung von *Magen-* und *Darmgeschwüren*: Bereiten Sie 3mal täglich frisch einen Tee zu, der zu gleichen Teilen aus Lapachorinde, Süßholzwurzel und Kamillenblüten besteht. Sollten Sie zu den Menschen gehören, die den Geschmack von Kamille nicht mögen, können Sie statt dessen auch Pfefferminzblätter verwenden. Kamille ist allerdings wirksamer.

Infektionskrankheiten natürlich behandeln

Akne

Akne zählt heutzutage zu den häufigsten Hauterscheinungen. Die bekannteste, hormonell bedingte Form tritt in der Pubertät auf und befällt bis etwa zum fünfundzwanzigsten Lebensjahr die talgdrüsenreichen Hautareale im Gesicht, im Nacken, am Rücken und auf der Brust. Auch der Kontakt mit Chemikalien oder Kosmetika kann Akne auslösen. Ebenso in Bertracht kommen verschiedene Arzneimittel, psychische Faktoren und vielerlei Nahrungsmittel, wie beispielsweise Schokolade, Süßigkeiten und natürlich auch zuckerhaltige Getränke. Käse, Zitrusfrüchte, herkömmliche Margarine oder Nüsse können bei sehr anfälligen Menschen die Beschwerden noch verschlimmern. In allen Fällen haben die Betroffenen unter eitergefüllten Pickeln, Pusteln, talgigen Mitessern und den davon zurückbleibenden Narben zu leiden. Werden die betroffenen Stellen zu sehr manipuliert, gedrückt oder gequetscht, so besteht die Gefahr einer Infektion durch Bakterien.

Anstatt teure chemische Mittel und herkömmliche Seifen sollten Sie auf lange Sicht zur Hautpflege ausschließlich mild desinfizierende Substanzen aus dem Reich der Natur verwenden: Reinigen Sie Ihre Haut mit pH-neutralen Waschgels oder einer Reinigungsmilch aus dem Naturladen. Zur Entfernung der obersten, abgestorbenen Hautschichten stellen Sie sich nebenwirkungsfreie Peelings aus Heilerde oder Mandelkleie, mit etwas Wasser verrührt, selbst her. Zum Abwaschen bereiten Sie lauwarmen Tee aus Salbei und Zinnkraut oder einfach eine Schüssel warmes Wasser mit einem Schuß naturtrübem Apfelessig. Ein Gesichtsdampfbad öffnet auf entspannende Art die Poren und läßt heilsame ätherische Dämpfe aus Teebaum, Bergamotte, Geranium, Ringelblume, Salbei oder Kamille in die Hautschichten eindringen. Lassen Sie den feuchten Dampf auf der Haut trocknen, und tragen Sie anschließend reines oder mit Jojobaöl verdünntes Teebaumöl mit einem Wattebausch auf die einzelnen Pickel auf. Konservierungs- und bindemittelfreie Naturkosmetik und Frischpflanzencremes mit wirksamen Bestandteilen aus Teebaumöl, Salbei, Hamamelis und Aloe vera sind heute in jedem gut geführten Naturladen erhältlich. Für großflächige Areale am Rumpf kann eine *Teebaumöl-Lotion* auf Wasserbasis leicht selbst hergestellt werden: 150 ml destilliertes Wasser, 30 Tropfen Teebaumöl und 5 Tropfen Grapefruitkern-Extrakt vermischen, vor jedem Gebrauch gut schütteln und 2mal täglich dünn auftragen.

Meiden oder reduzieren Sie die vorher genannten Nahrungsmittel, und ernähren Sie sich in erster Linie von Salat, Gemüse und Vollkornprodukten. Genauso wie zu süßes Essen provozieren auch starke Gewürze die Pustelbildung. Scharfer Senf, Tabasco, Chili und Co sollten Sie nur sehr sparsam verwenden. Besser geeignet zum Würzen sind Kräuter wie Basilikum, Oregano oder Petersilie. Trinken Sie vor jeder Mahlzeit ein Glas Mineralwasser mit einem Spritzer Apfelessig und einigen Tropfen Propolisextrakt. Das entsäuert das Gewebe und hilft, Schlackenstoffe auszuscheiden, die die Talgdrüsen reizen.

Gegen Durst empfiehlt es sich, täglich mehrere Tassen eines Haut- oder Blutreinigungstees zu trinken. Lassen Sie sich zum Beispiel in der Apotheke Gänseblümchen, wildes Stiefmütterchen, Ringelblume und Brennessel zu gleichen Teilen mischen.

Angina tonsillaris (Mandelentzündung)

Meist sind es Streptokokken-Bakterien, seltener auch Viren, die uns die allseits bekannte Entzündung der Gaumenmandeln sowie des gesamten lymphatischen Gewebes im Rachenbereich bescheren. Typische Symptome einer akuten Angina sind Rötung und Schwellung sowie eitrige Beläge der Mandeln mit meist beidseitigen Halsschmerzen, insbesondere beim Schlucken. Häufig ist auch das Sprechen beeinträchtigt, und die Infektion wird von Fieber begleitet.

Bei derartigen Beschwerden bietet es sich an, antiseptisch wirksame Substanzen aus dem Pflanzenreich als Gurgelmittel einzusetzen: Geben Sie je 5 Tropfen Teebaumöl, Grapefruitkern- und Propolisextrakt auf ein Glas warmes Wasser, und gurgeln Sie mindestens 3mal täglich mit der Lösung. Auch Zitronensaft eignet sich, mit etwas warmem Wasser vermischt, aufgrund seines desinfizierenden und zusammenziehenden Effektes hervorragend als Gurgelmittel. Nehmen Sie außerdem nur dünnflüssige Nahrung zu sich, und trinken Sie viel!

Am besten geeignet ist warmer Tee aus Salbei, Oregano und Ringelblumenblüten, dem Sie pro Tasse einen halben Teelöffel Aloe-Saft und zur Geschmacksverbesserung etwas Waldhonig zugeben. Aloe vera vermag die Abwehrlage des Organismus außerordentlich zu verbessern und sollte deshalb gerade bei Neigung zu chronischer Mandelentzündung über längere Zeit hinweg regelmäßig eingenommen werden. Täglich je 10 ml Aloe- und Weizengrassaft in einem Glas frisch gepreßtem Orangensaft stabilisiert Ihr Immunsystem auf gesunde Art und Weise.

Gönnen Sie sich im akuten Krankheitsfall viel Ruhe, und halten Sie den Halsbereich warm, indem Sie einen Schal tragen, der mit ätherischen Ölen wie Thymian, Eukalyptus oder Cajeput beträufelt ist.

Arteriosklerose

Diese umgangssprachlich als »Arterienverkalkung« bekannte Erscheinung stellt derzeit die häufigste krankhafte Veränderung unserer arteriellen Blutgefäße dar. Neben zahlreichen inneren und äußeren Faktoren, wie zu hohem Blutdruck, deutlich erhöhten Blutfett- und Zuckerwerten, Blut- und Gewebeübersäuerung, langjährigem Alkohol- und Nikotinkonsum oder hohem psychischem Druck, werden heute auch bakterielle Erreger als Ursache diskutiert. Denn Bakterien können die Innenwand der Blutgefäße besiedeln und schädigen.

An vorgeschädigten, porösen Gefäßwänden können sich Cholesterin, Fette und Kalkverbindungen anlagern und diese verdicken und verhärten.

Der Durchmesser dieser unelastischen Gefäße wird geringer, wodurch es vor der Engstelle zu einem Blutstau kommt, das nachfolgende Gewebe wird ungenügend mit Sauerstoff und Nährstoffen versorgt.

Sind zuführende Gefäße lebenswichtiger Organe wie Herz oder Gehirn betroffen, birgt die Erkrankung massive, möglicherweise sogar tödliche Gefahren in sich. Die Behandlung der verengten Herzkranzgefäße durch eine Bypass-Operation ist mittlerweile einer der häufigsten am Herzen durchgeführten Eingriffe.

Beginnen Sie deshalb unbedingt schon frühzeitig, sich auf eine gesunde Lebens- und Ernährungsweise umzustellen, bei der es gilt, Risikofaktoren wie Alkohol, Nikotin und bei Frauen auch die Anti-Baby-Pille möglichst auszuschalten. Essen Sie viel vitaminreiches Obst und Gemüse, trinken Sie viel, reduzieren Sie tierische Fette und ersetzen Sie diese durch hochwertige pflanzliche Öle, die am besten unerhitzt verzehrt werden sollten.

Um Ihre Gefäßwände glatt und elastisch zu halten oder minimale Ablagerungen sogar wieder aufzulösen, machen Sie eine mehrmonatige Trinkkur, bei der Sie sich täglich einen Cocktail aus folgenden Zutaten bereiten: je 50 ml Aloe- und Weizengrassaft sowie je 5 Tropfen Grapefruitkern-Extrakt und Knoblauchsaft. Trinken Sie sofort anschließend ein kleines Glas frisch gepreßten Orangensaft, der viel Vitamin C enthält und gut schmeckt. Der Knoblauchsaft läßt sich natürlich auch durch entsprechende Kapseln ersetzen.

Zur Anregung der Blutzirkulation, und um Ihre Gefäßmuskulatur zu trainieren, sollten Sie außerdem täglich in der Ihnen angemessenen Weise Sport treiben und sich viel an der frischen Luft bewegen.

Arthritis

Arthritis nennt man eine Entzündung in einem oder mehreren Gelenken, die akut oder chronisch verlaufen kann. Ursachen sind häufig Stauchungen und Prellungen. Bei gelenknahen Verletzungen können Infektionserreger, zumeist Streptokokken, in die darunterliegenden Gewebeschichten gelangen und Gelenksentzündungen hervorrufen. Nicht selten ist die Arthritis auch Symptom oder Folge allgemeiner Stoffwechselentgleisungen oder Infektionskrankheiten. Die chronische Form, die übrigens auch viele junge Menschen betrifft, hat meist rheumatoiden Charakter: Hierbei ist auch das umgebende weiche Gewebe entzündet und geschwollen. Meist beginnt die chronische Arthritis fast unmerklich mit Kälte- und Taubheitsgefühl in den Fingern und Händen. Sie fühlen sich besonders morgens steif und geschwollen an und schmerzen stark.

Linderung der Beschwerden bringen in allen Fällen Umschläge, für die Sie eine Baumwollauflage mit einer Mischung aus reinem Aloe-Saft und einigen Tropfen Teebaumöl tränken und am besten über Nacht auf dem betroffenen Gelenk belassen. Handelt es sich um die chronische, rheumatoide Form, so erwärmen Sie das Gemisch zuvor und fügen ein paar Tropfen

Rosmarinöl hinzu. Das fördert die Durchblutung und beschleunigt somit den Heilungsprozeß. Teebaumöl läßt sich übrigens in Verbindung mit Jojoba- oder Mandelöl gut in die betroffenen Stellen einmassieren. Eine Mischung aus 5 Tropfen von jedem Öl ist täglich rasch zubereitet und bringt bald spürbare Erleichterung. Bei akuten Gelenkentzündungen mit heißen Schwellungen wie auch bei der rheumatischen Arthritis helfen bei regelmäßiger Anwendung Einreibungen mit Lavendelspiritus aus der Apotheke. Senfpflaster oder Auflagen mit geriebenem Meerrettich eignen sich insbesondere für chronische und rheumatische Verlaufsformen.

Unterstützung finden all diese Maßnahmen unbedingt in einer langfristigen innerlichen Anwendung: Geben Sie dazu je 8 Tropfen Grapefruitkern-, Aloe- und Propolisextrakt in ein Glas Wasser, und trinken Sie dies täglich über mehrere Wochen. Als bewährtes Blutreinigungsmittel eignet sich vor allem der Meerrettich bei Beschwerden durch Rheuma und Gicht, und er sollte in der Küche sooft wie möglich gebraucht werden. Darüber hinaus ist es bei stoffwechselbedingten chronischen Erkrankungen stets ratsam, die Ernährung auf ein Maximum an basenreicher Kost, sprich Obst und Gemüse, in möglichst frischer naturbelassener Form umzustellen. Vermeiden oder reduzieren Sie zudem Übergewicht, um die Gelenke zu schonen.

Blasenentzündung

Wandern Bakterien, Viren oder Darmkeime von außen über die Harnröhre in die Harnblase ein, entzündet sich die sie auskleidende Schleimhaut. Weit weniger häufig sind die Ursachen mechanischer (Blasenkatheter) oder chemischer Art (Intimsprays). Grundsätzlich kommt die Erkrankung häufiger bei Frauen als bei Männern vor, weil die kürzere weibliche Harnröhre eine geringere Barriere gegen das Eindringen von Keimen darstellt. Begünstigt wird das Festsetzen der Erreger aber in jedem Fall durch Unterkühlung.

Typische Symptome sind ein ständiges Bedürfnis zu urinieren, Brennen beim Wasserlassen, eingetrübter Urin, Unterleibskrämpfe und hin und wieder auch Fieber.

Oberstes Gebot ist, den Beckenbereich stets warm zu halten und trotz der Schmerzen viel zu trinken, denn nur so werden Erreger und Entzündungsprodukte ausgeschwemmt.

Trinken Sie am besten mehrmals täglich eine große Tasse Blasen- und Nierentee, in dem Arzneikräuter wie Wacholderbeeren, Goldrute, Birkenblätter oder Brennessel nicht fehlen dürfen, mit jeweils 5 Tropfen Teebaumöl sowie Propolis- und Grapefruitkern-Extrakt. Nehmen Sie dazu Knoblauchölkapseln ein. Besser noch: Würzen Sie Ihre Speisen mit möglichst viel frischem Knoblauch, Brunnenkresse und Meerrettich. Alle drei desinfizieren das Harnwegsystem auf ausgezeichnete Weise.

Zur äußerlichen Anwendung kochen Sie täglich 250 ml Wasser ab, lassen es abkühlen und fügen ihm einen Teelöffel Aloe-Saft sowie je 3 Tropfen Teebaum- und Thymianöl hinzu. Diese Mischung benutzen Sie, um die Öffnung der Harnröhre mehrmals täglich mit einem darin getränkten Wattebausch abzutupfen. Machen Sie zusätzlich warme Sitzbäder: 3 Eßlöffel Aloe-Frischsaft und je 10 Tropfen Teebaum- und Sandelholzöl ergeben einen hervorragenden Zusatz für zirka 5 Liter möglichst warmes Wasser.

Bronchitis

Eine akute Entzündung der Bronchialschleimhaut zeigt sich meist im Verlauf einer Erkältung oder Infektionskrankheit und macht sich durch schmerzhaften Husten, zähen Auswurf

und rasselnde Atemgeräusche sowie Kopf- und Brustschmerzen bemerkbar.
Ursachen für die chronische Bronchitis sind häufig langjähriger Zigarettenkonsum, das Einatmen verschmutzter Atemluft, feuchtes Klima oder schlechte Ernährungsgewohnheiten. Lungen- und Herzerkrankungen können aber auch dafür verantwortlich gemacht werden. Vor allem im Alter führt das Nachlassen der Herzkraft zu einem Blutstau in der Lunge, der sich mit Atembeschwerden und Hustenreiz äußert.
Um der viel häufigeren infektiösen Form vorzubeugen bzw. sie adäquat zu behandeln, bieten sich die natürlichen Antibiotika wunderbar an.
Nehmen Sie 3mal täglich je einen Eßlöffel Aloe-Saft, Weizengrassaft sowie je 3 Tropfen Grapefruitkern- und Propolisextrakt in einer großen Tasse warmem Bronchialtee ein. Eine solche Teemischung könnte beispielsweise Bestandteile wie Anis, Fenchel, Huflattich, Oregano, Thymian, Bohnenkraut oder Spitzwegerich enthalten.
Regelmäßige Gesichtsdampfbäder mit je 5 Tropfen Teebaum-, Lavendel- und Thymianöl verhindern die weitere Ausbreitung der Infektion und stillen den Hustenreiz. Alle drei genannten Öle eignen sich übrigens auch ausgezeichnet zur Reinigung der Atemluft, indem Sie sie in einer Duftlampe verdampfen lassen. Äußerst wohltuend sind Einreibungen von Brust- und Rückenbereich mit Aloe-Gel, dem tropfenweise Teebaum- und Cajeputöl beigefügt werden kann.
Bereiten Sie sich selbst eine Badeessenz bei Bronchialkatarrh und angehender Grippe aus je 5 Tropfen Eukalyptus-, Thymian- und Teebaumöl. Die Öle mit einem Eßlöffel Sahne mischen, um die wasserunlöslichen ätherischen Öle fein im Bad zu veteilen und um eine eventuelle Hautreizung durch zu intensiven Kontakt mit einzelnen Öltröpfchen zu vermeiden.
Nehmen Sie außerdem viel frischen Knoblauch und Brunnenkresse zu sich, in Salat und Suppe, auf dem Brot oder als Saft,

sie wirken in jedem Fall schleimlösend und erleichtern das Abhusten der zähen Sekrete.

Ein Extratip ist an dieser Stelle noch der selbstgemachte Zwiebelhonig, der übrigens auch bei Kindern äußerst beliebt ist: Hacken Sie dazu ein Kilo rote Zwiebeln klein und übergießen Sie diese mit naturreinem, flüssigem Waldhonig. Lassen Sie das Gemisch 24 Stunden ziehen, und gießen Sie anschließend die entstandene Flüssigkeit in Schraubgläser ab. Diese Volksmedizin wird am besten im Kühlschrank aufbewahrt. Nehmen Sie davon 3mal täglich einen Eßlöffel ein.

Furunkel

Ein Furunkel ist ein lokaler, bakteriell bedingter Infektionsherd in der Haut, der meist an einem Haarbalg ansetzt und sich zu Beginn als schmerzhafte, bohnen- bis walnußgroße Schwellung bemerkbar macht. Nach wenigen Tagen erscheint der entzündlich gerötete Knoten mit eitrigem Inhalt auf der Hautoberfläche und entleert sich unbehandelt frühestens nach einer Woche. Infizieren sich mehrere dicht nebeneinanderstehende Haarbälge gleichzeitig, so verschmelzen mehrere Furunkel durch Ausbildung zahlreicher Eiterkanälchen zu einem großen, äußerst schmerzhaften sogenannten Karbunkel. Furunkel können an jeder Stelle der behaarten Körperhaut vorkommen, insbesondere in den Achselhöhlen, im Nacken und im Genitalbereich. Besonders anfällig sind Diabetiker und Nierenkranke sowie erschöpfte und gestreßte Menschen, denen vor allem Ruhe empfohlen wird, damit sich die natürlichen Abwehrkräfte des Organismus regenerieren können und die Eiteransammlung von selbst abgestoßen werden kann.

Behandeln Sie die betroffene Stelle bereits bei den ersten Anzeichen mit reinen oder bei empfindlicher Haut mit verdünnten Ölen von Teebaum und Lavendel, indem Sie diese mehrmals täglich auftupfen oder eine Gazeauflage damit tränken. So eine Auflage sollte möglichst über mehrere Stunden auf dem Areal verbleiben und warm gehalten werden. Teebaumöl hat äußerst wertvolle Eigenschaften zur Behandlung derartiger Infektionen, da es die Hautoberfläche durchdringt und die darunterliegende Eiteransammlung zersetzt, was ein Öffnen der Haut oft nicht mehr erforderlich macht. Einen ähnlich positiven Effekt hat Aloe-vera-Gel, welches verrührt mit einigen Tropfen Propolisextrakt ebenfalls direkt auf Furunkel aufgetragen und mit warmen Kamillentee-Kompressen abgedeckt wird.

Sorgfältige Hygienemaßnahmen sollten Sie ergreifen, sobald ein Furunkel aufgebrochen ist, damit sich die Infektion nicht auf andere Hautareale überträgt oder nahestehende Personen angesteckt werden. Auch hier bietet sich Teebaumöl als wirksames Antiseptikum zum Auswaschen des Hautgebietes an.

Geben Sie einige Tropfen Teebaumöl in einen lauwarmen Tee, den Sie aus einem Teelöffel getrockneten Ringelblumenblüten auf ¼ Liter kochendes Wasser hergestellt haben.

Geben Sie Teebaumöl auch zum Waschwasser für sämtliche mit dem geplatzten Furunkel oder Karbunkel in Berührung gekommenen Textilien.

Grundsätzlich gilt es auch hier, die Widerstandsfähigkeit des Körpers zu steigern und seinen Selbstreinigungsmechanismus zu unterstützen. Führen Sie eine mehrmonatige Trinkkur mit einem täglich frisch zubereiteten Cocktail aus 100 ml Weizengrassaft, 15 ml Aloe-vera-Saft und 10 ml Propolisextrakt durch. Die Mischung über den Tag verteilt trinken. Nehmen Sie zudem viel Flüssigkeit in Form von Wasser und einem gut rezeptierten Hautreinigungstee aus Komponenten wie Ringelblumenblüten, Birken- und Walnußblättern, Brennnessel oder Erdrauch zu sich, und essen Sie viel frisches Obst und Gemüse.

Grippale Infekte

Erkältungen und grippale Infekte gehören zu den Krankheiten, die uns vor allem in den Wintermonaten am häufigsten plagen. Dennoch vermögen wir gegen sie nur erstaunlich wenig auszurichten, obwohl es in der Apotheke eine schier unüberschaubare Vielzahl von Grippemitteln gibt. Ob Sie sich von jeder Grippeepidemie heimsuchen lassen müssen, entscheidet wieder einmal Ihr Immunsystem, das es in jedem Fall zu stärken gilt. Neben einem gesunden Lebensrhythmus mit ausreichend Schlaf, reichlich Flüssigkeitszufuhr und einer vitaminreichen Kost wirkt folgende Trinkkur einer sich anbahnenden Grippe entgegen und kann sie zum Abklingen bringen: In eine Tasse Grippe- und Erkältungstee aus Holunder-, Lavendel- und Mädesüßblüten oder in heißes Zitronenwasser geben Sie einen Eßlöffel Aloe-vera-Saft, 10 Tropfen Echinacea-Tinktur sowie jeweils 5 Tropfen Teebaumöl und Grapefruitkern-Extrakt. Trinken Sie diese Mischung 3mal am Tag, bis die Symptome ganz abgeklungen sind. Schon bei den ersten Anzeichen der Infektion sollten sie ein heißes Bad nehmen, welchem Sie je 5 Tropfen Teebaum-, Thymian- und Kiefernnadelöl in etwas Sahne vermischt zugeben. Eine ähnlich positive Wirkung hat das unter »Senf« beschriebene Senfbad. Träufeln Sie zur Inhalation abends einige Tropfen Teebaum- und Eukalyptusöl auf Ihr Kopfkissen, das läßt Sie besser durchatmen und ruhiger schlafen. Leiden Sie unter Halsschmerzen, so gurgeln Sie mehrmals täglich mit 5 Tropfen Propolisextrakt in einem kleinen Glas warmem Wasser. Auch frischer Knoblauch, Brunnenkresse und Meerrettich helfen, die ungebetenen Erreger zu vertreiben und die Atemwege wieder frei zu machen. Nehmen Sie von allem ausreichend mit der Nahrung zu sich. Hat sich hohes Fieber eingestellt, eignet sich, wie bereits beschrieben, Bergamottöl ausgezeichnet für Wadenwickel.

Hautentzündung (Dermatitis)

Der Begriff Dermatitis umfaßt eine Reihe entzündlicher Hautreaktionen, die im allgemeinen durch äußere Einflüsse wie zu starke UV-Einwirkung, Hitze, Kälte oder radioaktive Strahlenbelastung ausgelöst werden. Ursache kann auch eine Reihe von Reizstoffen sein, die mit der bloßen Haut in Berührung kommen. Zu nennen wären hier u. a. Wasch- und Reinigungsmittel, Kosmetika, Kunstfasern, aber auch Wolle, Metalle, Schmieröle und Lacke. Sogar Wiesenpflanzen vermögen beim Sonnenbaden die sogenannte Wiesengräserdermatitis auszulösen, und selbst der eigene Urin verursacht die lästigen Wundstellen unter zu dicht abschließenden Windeln unserer Kinder. Eine Hautentzündung äußert sich durch Rötung, Schwellung, Juckreiz und bläschenartigen bis pustulösen Ausschlag. Werden die betroffenen Stellen nun aufgekratzt, so besteht die Gefahr, daß bakterielle Erreger in die Haut eindringen und sich eine schlimme Infektion aufsetzt.

Vorrangig bei derartigen Beschwerden ist selbstverständlich die Ursachenfindung und das Meiden des auslösenden Reizstoffes. Waschen Sie die betroffenen Hautareale täglich mit lauwarmem Wasser, dem Sie einen Schuß naturreinen Apfelessig sowie 5 bis 10 Tropfen Grapefruitkern-Extrakt zugeben. Verwenden Sie keinesfalls herkömmliche Seifen oder Waschlotionen; sie reizen die Haut zusätzlich. Zum Auftragen auf die Haut stellen Sie sich selbst eine Mischung aus einem Eßlöffel leicht angewärmtem Olivenöl und jeweils 2 Tropfen Bergamott-, Teebaum- und Lavendelöl her und massieren die Mixtur sanft in die Haut ein. Variieren Sie die Menge der Zutaten entsprechend der Größe des befallenen Hautareals.

Trinken Sie 3mal täglich vor den Mahlzeiten ein Glas Wasser mit einem Spritzer Apfelessig und einem Teelöffel Aloe-vera-Saft. Durch die Anregung des Stoffwechsels läßt sich ein stark gewebereinigender Effekt erzielen.

Herpes

Der Begriff Herpes umfaßt eine Vielzahl von bläschenartigen Hauterscheinungen, welche durch unterschiedliche Stämme des Herpes-Virus hervorgerufen werden. Zu den häufigsten Formen gehören die sogenannten Fieberbläschen an den Lippenrändern, der Bläschenausschlag an den Geschlechtsorganen und der Herpes zoster, die Gürtelrose, bei der sich der Ausschlag entlang verschiedener Nerven ausbildet. Sämtliche Erscheinungen beginnen mit einem typischen Spannungsgefühl in der Haut, sie jucken und schmerzen meist stark, nässen und werden in drastischen Fällen zu eitrigen Entzündungsherden. Sogar Narben können zurückbleiben.

Manche Menschen sind besonders anfällig für Herpesbläschen, insbesondere wenn ihr Immunsystem etwas geschwächt ist oder sie Schlafmangel, psychischem Druck, starker Sonneneinstrahlung oder Kälteeinwirkung ausgesetzt sind. Da die Bläschen hochinfektiös sind, sich also über den eigenen Körper ausbreiten, und sich auch andere damit anstecken können, sollten sie bereits im Anfangsstadium häufig mit reinem Teebaumöl bepinselt werden. Es wirkt antiviral, schmerzlindernd, juckreizstillend und fördert die Heilung des Ausschlages. Der Infektionsherd trocknet rasch aus, und der weiteren Ausbreitung wird damit vorgebeugt. Das Teebaumöl können Sie übrigens zu gleichen Teilen mit Bergamott- und Melissenöl anreichern. Diese wirken ebenfalls Viren entgegen und vermögen gleichzeitig die entzündeten Hautbezirke zu beruhigen.

In diesem Zusammenhang sei insbesondere Zitronenöl mit seinen adstringierenden, also zusammenziehenden Effekten genannt. Auch Aloe vera bringt aufgrund der antiseptischen und hautregenerierenden Eigenschaften meist sofortige Linderung. Verwenden Sie in diesem Fall das Gel, welches Sie zusätzlich mit wenigen Tropfen Grapefruitkern- oder Propolisextrakt mischen können. Wird zudem das körpereigene Abwehrsystem durch die regelmäßige Einnahme von Aloe-Saft optimal gestärkt, bekommt der stets im Organismus verbleibende Herpes-Virus weniger Gelegenheiten, in Erscheinung zu treten.

Magengeschwüre

Lang andauernde Entzündungen der Magenschleimhaut mit brennenden Schmerzen und saurem Aufstoßen nach jeder Mahlzeit weisen häufig bereits auf geschwürige Veränderungen in diesem Bereich hin. Ursächlich schuld daran sind zumeist falsche Eßgewohnheiten, wie zu hastiges Herunterschlingen ungenügend gekauter, zu heißer oder zu kalter Speisen. Auch psychische Probleme können in diesem Zusammenhang Mitverursacher sein: Ärger und Wut werden häufig »hineingefressen«, anstatt daß man sich frühzeitig Luft macht. In jedem Fall scheint es durch neueste wissenschaftliche Untersuchungen gesichert, daß bei Magengeschwüren auch das Bakterium Helicobakter pylori beteiligt ist.
Schonen Sie Ihren Magen, indem Sie ihm leichte, wenig gewürzte Speisen bieten. Nehmen Sie vor jeder Mahlzeit einen Teelöffel Aloe-vera-Saft und ebensoviel Heilerde in etwas Naturjoghurt verrührt ein. Zur geschmacklichen Verbesserung vermischen Sie das Ganze mit einer zerdrückten Banane. Verzichten Sie unbedingt auf Zucker und gesüßte Getränke! Sie vestärken sonst massiv die Magensäurebildung. Trinken Sie, immer getrennt von den Mahlzeiten, mehrmals täglich eine große Tasse ungesüßten Magen- und Darmtee, in den zur Pflege der Schleimhaut unbedingt Ringelblumenblüten, aber auch Pfefferminze und Schafgarbe gehören. Einen heilsamen Effekt hat hier auch der Tee aus Lapacho-Rinde, und sogar Schwarz- oder Grüntee lindert durch seine Gerbstoffe die Beschwerden.

Magen-Darm-Infektionen

Entzündliche Magen-Darm-Katarrhe treten in unseren Breiten insbesondere während der Sommermonate gehäuft auf. Meist werden sie durch virale Infektionen verursacht. Auslöser können aber auch andere Mikroorganismen wie Darmbakterien, Kokken, Clostridien oder diverse Gifte sein. Hinreichend bekannte Symptome sind Übelkeit und Erbrechen, Magenschmerzen, Durchfälle und krampfartige Bauchschmerzen. Ferner gehen sie meist mit Kopf- und Muskelschmerzen sowie etwas Fieber einher. Wichtig ist, daß Sie in einem solchen Akutfall vorab medizinisch abklären lassen, ob nicht eine schwerere Darmerkrankung oder Allgemeininfektion dahintersteckt.

In jedem Fall sollten Sie sich absolute Ruhe gönnen und viel Flüssigkeit in Form von stillem Mineralwasser, angereichert mit einer isotonischen Mineralmischung aus der Apotheke, oder in Form eines spezifischen Magen-Darm-Tees zu sich nehmen. Eine solche Teemischung müßte beispielsweise Komponenten wie Anis, Fenchel, Pfefferminze, Schafgarbe und natürlich Zimtrinde enthalten. Essen Sie – nur bei Verlangen – reife Bananen und geriebene Äpfel in ungesüßtem Naturjoghurt. Wer Lust auf herzhafte Speisen hat, bereitet sich passierte Karottensuppe, gedämpftes Gemüse, am besten Fenchel, Karotten oder Kartoffel oder eine Basenbrühe aus gekochtem Gemüse.

Obwohl in solchen Fällen möglichst sparsam gewürzt werden sollte, gehört in jedes dieser Gerichte zuletzt eine gepreßte Knoblauchzehe. Knoblauch bekämpft schädliche Bakterien im Darmtrakt, ohne die gesunde Darmflora zu schädigen, und wirkt regulierend auf den Verdauungsvorgang. Nehmen Sie mehrmals täglich einen Teelöffel Heilerde oder Flohsamen mit viel Flüssigkeit zu sich. Beide schützen die Schleimhaut und binden schädliche Stoffe in Magen und Darm, um sie auf natürlichem Weg hinauszubefördern.

Mittelohrentzündung (Otitis media)

Normalerweise ist das Mittelohr keimfrei. Im Verlauf von Infektionskrankheiten wie Grippe oder Scharlach können Bakterien aber über eine Verbindung zwischen Mittelohr und Rachenraum in das Ohr gelangen.
Weniger häufig wandern sie über den Blutweg bei einer Sepsis, das Innenohr (z.B. bei Hirnhautentzündung) oder den äußeren Gehörgang (z.B. durch Trommelfellverletzung oder Schädelbrüche) ein. Im Krankheitsverlauf hat der Patient zunächst kaum Schmerzen und kein Fieber. Beides entsteht nämlich erst, sobald sich im Mittelohr Entzündungsprodukte und Flüssigkeit ansammeln, so daß sich das Trommelfell schmerzhaft nach außen wölbt und gleichzeitig die Hörfähigkeit stark beeinträchtigt wird. Der Rückgang von Schmerzen und Fieber tritt erst mit dem Durchbruch der Eiterung durch das Trommelfell ein, was häufig chirurgisch durch einen Trommelfellschnitt erleichtert wird. Nach zirka einer Woche sollten die entzündlichen Erscheinungen abklingen, das Trommelfell wieder verheilen und die Schwerhörigkeit abklingen.
Stellen Sie sich selbst antiseptisch und entzündungshemmend wirkende Ohrentropfen her: Pressen Sie 2 Knoblauchzehen aus und vermischen den Saft mit 3 Tropfen Grapefruitkern-Extrakt, ebensoviel Lavendelöl sowie einem Eßlöffel warmem Olivenöl und träufeln lauwarm einige Tropfen davon ins Ohr. Sie können auch eine oder zwei Knoblauchzehen in Olivenöl erwärmen, diese dünn mit Gaze umwickelt in die schmerzenden Ohren stecken und möglichst lange Zeit einwirken lassen.
Heilsam wirken hier auch Zwiebelauflagen: Hacken Sie eine Küchenzwiebel klein, geben Sie sie leicht erwärmt in ein dünnes Baumwolltuch, und legen Sie sich mit dem betreffenden Ohr darauf, so daß die aufsteigenden Zwiebeldämpfe in den Gehörgang aufsteigen können. Derselbe Effekt wird bei einem Kräuterkissen ausgenutzt: Man näht dazu getrockneten Ore-

gano, Thymian, Andorn, Salbei und Kamille in ein Leinensäckchen und erwärmen dieses kurz vor dem Darauflegen im Backofen.

Nasennebenhöhlen-Entzündung (Sinusitis)

Im Bereich der Nase, des Kiefers und der Stirn gibt es im menschlichen Schädel einige knöcherne, mit Schleimhaut ausgekleidete Hohlräume, die Nebenhöhlen.
Haben sich die Schleimhäute der von der Nase her zugänglichen Höhlen eitrig entzündet, spricht man von Sinusitis. Häufig ist sie Folge einer Erkältung mit Schnupfen oder längerem Verweilen in kalter, feuchter Luft. Allergiker und Heuschnupfenpatienten sind meist ebenfalls betroffen. Typischerweise geht eine Sinusitis mit permanentem Druckkopfschmerz, Katarrh und behinderter Nasenatmung einher. Im Akutfall wird sie oft von Fieber begleitet.
Bei der chronischen Form, die durch eine Allergie, ein geschwächtes Immunsystem, einen unentdeckten Krankheitsherd oder eine unterschwellige Infektion aufrechterhalten werden kann, sind die erwähnten Symptome in abgeschwächter Form fortwährend vorhanden.
Bewährt hat sich bei verstopfter Nase von jeher die Dampfinhalation, wozu Sie mehrmals am Tag über einer Schüssel mit dampfend heißem Wasser und einigen Tropfen Teebaum- und Kamillenextrakt inhalieren sollten. Machen Sie Nasenspülungen mit einer milden Meersalzlösung, der Sie 1 bis 2 Tropfen Grapefruitkern-Extrakt zugeben. Halten Sie dazu den Kopf nach hinten und führen Sie die Lösung mittels einer Pipette in die Nase ein. Da Wärme die Schleimhäute abschwellen läßt, wirkt die Bestrahlung des Gesichtes mit einer Rotlichtlampe zudem lindernd. Nehmen Sie viel frischen Knoblauch zu sich, oder machen Sie eine Kur mit Knoblauchkapseln. Auch fri-

scher Meerrettich befreit die Atemwege. Frisch gerieben paßt er hervorragend zu vielen Salaten und Gerichten, in dünne Scheiben geschnitten ergibt er auf einen Faden gereiht eine therapeutisch wirksame Halskette, welche Sie nachts besser durchatmen läßt. Akupunktur, klassische Hömöopathie oder die Einnahme milieuverbessernder Keime, die die Schleimhaut natürlicherweise besiedeln, bringen gerade chronische Verlaufsformen zur Ausheilung.

Vaginale Entzündungen

Auslöser von Schleimhautentzündungen an Scheide und Schamlippen ist vorwiegend die Infektion mit Keimen in öffentlichen Bädern oder Saunen oder beim Geschlechtsverkehr. Neben bakteriellen Infektionen gehören der hefeähnliche Sproßpilz Candida albicans (siehe unten) und bei älteren Frauen Östrogenmangel und Trockenheit der Scheide zu den Hauptursachen.

Eine Vaginitis geht typischerweise einher mit Rötung, Schwellung, unangenehmem Juckreiz und oft übelriechendem, schaumigem Ausfluß. Oft treten auch Schmerzen auf sowie ein Gefühl von Schwere und Hitze im Becken. Bei chronischen Verlaufsformen entstehen an den Scheidenwänden häufig zahlreiche kleine, flache, rötliche Knötchen, die man ertasten kann. Generell müssen in solchen Fällen hygienische Vorsichtsmaßnahmen getroffen werden. Andererseits kann zu häufiges Waschen mit herkömmlichen Seifen und Waschlotionen wie auch die Verwendung von Vaginalduschen und Intimsprays die Reizung deutlich verschlimmern. Der Grund dafür liegt primär darin, daß diese Kosmetika die natürliche Scheidenflora aus Milchsäurebakterien verdrängen und diese dann ihre wichtige Funktion im Abwehrsystem der Schleimhaut nicht mehr erfüllen kann.

Unerwünschte Nebenwirkungen bleiben sicher aus, wenn hier mit Teebaumöl therapiert wird. Es kann in verdünnter Form in Spülungen und Sitzbädern oder pur auf Tampons getropft angewandt werden. Für ein Sitzbad bereiten Sie sich ausreichend Tee aus Ringelblume und Eichenrinde, dem Sie 10 bis 15 Tropfen Teebaumöl und einen Schuß süße Sahne als Lösungsvermittler hinzufügen. Die viertelstündigen Sitzbäder wiederholen Sie 1- bis 2mal täglich so lange, bis die Infektion abgeklungen ist. Der natürlichen Vaginalpflege dient auch Grapefruitkern-Extrakt, welchen Sie tropfenweise, zusammen mit etwas Knoblauch- oder Zitronensaft Ihrem Waschwasser zugeben (10 Tropfen auf einen Liter Wasser). Mit einer sterilen 10-ml-Einmalspritze (ohne Nadelaufsatz!), die Sie für wenig Geld in der Apotheke erhalten, läßt sich diese Lösung bequem auch tief in die Scheide einbringen. Es ist zwar normal, wenn ätherische Öle im Scheidenbereich zu einer zeitweiligen Erwärmung führen, brechen Sie die Behandlung jedoch ab, wenn sich ein anhaltendes irritierendes Brennen der Schleimhaut entwickelt.

Warzen

Allseits bekannt sind diese unterschiedlich großen, buckelartigen, hellbraunen bis braunschwarzen, zumeist recht unästhetisch wirkenden Hautwucherungen. Manche Formen wachsen dornartig in die Tiefe und sind oft von einer Schwiele bedeckt. Hervorgerufen durch das Papilloma-Virus, sind Warzen zwar infektiös, aber gutartig, bei ihren Trägern jedoch nicht gerade beliebt.
Aus diesem Grund gibt es dagegen so viele Mittel und altüberlieferte Zeremonien wie bei kaum einer anderen Erkrankung. Neben chirurgischen Verfahren und Lasertherapien geht die Schulmedizin heute mit diversen stark ätzenden Substanzen

gegen solche Wucherungen der Haut vor, von denen viele zwar die hornige Oberfläche der Warze beseitigen, das umliegende gesunde Gewebe allerdings meist genauso zerstören.

Aus diesem Grund sollten Sie es erst mit natürlichen Substanzen wie Teebaumöl oder Grapefruitkern-Extrakt versuchen. Beides tragen Sie vermischt oder im Wechsel über einen längeren Zeitraum 2- bis 3mal täglich unverdünnt auf die Warzen auf. Dornwarzen bestreichen Sie täglich mit einer Mischung aus gleichen Teilen Myrrhenharz und Teebaumöl so lange, bis die Haut schwammig wird und die darunterliegenden schwarzen Zentren des Virenbefalls mit einer sterilen Nadel ausgeschält werden können. Danach tragen Sie die gleiche Mischung weiterhin jeden Tag auf und schützen die Stelle mit einem Pflaster, bis die Haut verheilt ist.

Wunden und Verletzungen

Oberflächliche Schürfwunden und Schnittverletzungen bergen stets die Gefahr von Infektionen, wenn sie nicht ausreichend gesäubert werden und Mikroorganismen wie Viren, Bakterien oder Pilze in ihnen haftenbleiben, in tiefere Gewebeschichten vordringen und sich dort vermehren können. Handelt es sich dabei um besonders aggressive Erreger, so kann eine einfache Wunde zur Entstehung einer schlimmeren Erkrankung führen. Das Reinigen der Wunde steht deshalb ganz im Vordergrund aller Behandlungsmaßnahmen.

In diesem Zusammenhang hat Aloe vera ihre hervorragende Wirkung als klassische »Erste-Hilfe-Pflanze« bereits vielfach bewiesen. Die Abheilung wird nämlich immens beschleunigt, wenn nach der vorsichtigen Wundreinigung mittels lauwarmen Tees aus Ringelblume und Spitzwegerich reiner Aloevera-Saft auf das verletzte Gewebe aufgetragen wird. Die Wunde wird sich rasch schließen und die Regeneration der

Hautschichten bald einsetzen. Erregern wird das Eindringen zudem erschwert, wenn das die Wunde umgebende Gewebe etwas massiert und die Blutung dadurch angeregt wird. Damit sich ein schützender Wundschorf bilden kann, werden die letzten herausquellenden Blutstropfen nicht abgewischt und die betreffende Stelle möglichst wenig durch Pflaster und Verbände von Luft und heilsamem Sonnenlicht abgeschirmt.

Ist es allerdings bereits zu einer Infektion gekommen, so ist es meist ratsam, in einem serologischen Test nachzuweisen, ob schon Erreger bis in die Blutbahn vorgedrungen sind. Aus der Wunde selbst suppen dann meist eitrige Sekrete, das umgebende Gewebe ist gerötet, geschwollen und verursacht starke Schmerzen. In diesen Fällen machen Sie mehrstündige Umschläge mit Aloe-Saft oder besser noch Aloe-Frischzellenextrakt, den Sie etwa zu gleichen Teilen mit naturbelassenem, flüssigem Bienenhonig sowie jeweils wenigen Tropfen Teebaumöl, Propolis- und Kamillenextrakt verrühren.

Auch das antiseptisch wirksame Teebaumöl eignet sich hervorragend zur Wunddesinfektion. Verwenden Sie es verdünnt (10 Tropfen in 250 ml abgekochtem Wasser) zum wiederholten Auswaschen der Wunde und Betupfen der Wundränder.

Zur Stärkung Ihrer Abwehrkraft nehmen Sie unterstützend 3mal täglich einen Eßlöffel Aloe-Saft ein. Dazu wird er zu gleichen Teilen mit Weizengrassaft und ¼ Liter frisch gepreßtem Orangensaft vermengt. Als zusätzliche Wirkkomponenten können Sie dem Gemisch je 10 Tropfen Propolisextrakt oder Echinaceatinktur zugeben.

Zahnfleischentzündung

Eine Entzündung des Zahnfleisches kann in verschiedenen Schweregraden verlaufen und höchst unterschiedliche Ursachen haben. So kann sie hormonal bedingt sein und sich während der Schwangerschaft oder des Klimakteriums ausbilden. Sie entsteht als Nebenwirkung mancher Medikamente, durch permanenten Prothesendruck, durch Vergiftungen mit Schwermetallen, als Symptom diverser Blutkrankheiten oder ganz einfach aufgrund mangelnder Zahnhygiene, bakterieller Zahnbeläge und Zahnstein. Viele Keime fühlen sich besonders wohl in schlecht gereinigten Zahnzwischenräumen und Zahnfleischtaschen, wo sie sich fleißig vermehren und wohlbekannte Symptome hervorrufen: der Zahnfleischrand ist gerötet, schmerzhaft geschwollen und beginnt bei jeder Berührung zu bluten. In chronischen Fällen entwickeln sich außerdem mehr oder minder ausgeprägte Wucherungen der Schleimhaut.

Oberstes Gebot ist unbedingt die richtige Zahnpflege. Putzen Sie die Zähne möglichst nach jeder Mahlzeit, reinigen Sie die Zahnzwischenräume allabendlich mit Zahnseide, und spülen Sie den Mund nach dem Putzen kräftig mit einem selbst zubereiteten Mundwasser aus. Dazu geben Sie in ein Glas abgekochtes, lauwarmes Wasser je 5 Tropfen Propolis-, Pfefferminz-, Myrrhen- und Salbeitinktur. Alle angegebenen Tinkturen können natürlich auch unverdünnt mittels eines Wattestäbchens auf die betreffenden Stellen aufgetragen werden. Dasselbe gilt übrigens auch für Zitronensaft. Dabei treten meist vorübergehend leichtes Brennen und Geschmacksirritationen auf.

Einen sehr heilsamen Effekt hat auch Grapefruitkern-Extrakt, wovon Sie 8 Tropfen auf die gleiche Menge Wasser geben. Diesen bitte niemals unverdünnt an die Schleimhäute bringen! Bakterielle Infektionen von Zahnfleischentzündungen lassen sich außerdem durch häufiges Kauen von Gewürznelken verhindern. Das mindert sogar Zahnschmerzen deutlich und läßt Kieferwunden nach Zahnextraktionen rascher verheilen.

Nehmen Sie zudem nur weiche oder flüssige Speisen zu sich, und vermeiden Sie vor allem jegliche Süßungsmittel, um vorhandenen Erregern nicht zusätzlich Nahrung zu bieten und die Entzündung zu verschlimmern.

Pilzerkrankungen natürlich behandeln

Candidamykosen

Unter diesen Oberbegriff fallen alle Candida-Pilzerkrankungen, auch bekannt als Candidosen oder Soormykosen, deren wichtigster Erreger der hefeähnliche Sproßpilz Candida albicans ist. Er bekommt besonderen Krankheitswert nach Einnahme von Antibiotika, Anti-Baby-Pille oder Zytostatika, die die Abwehrkräfte schwächen und die natürlichen Mikroorganismen beeinträchtigen, die eine Überwucherung mit Candida normalerweise verhindern.

Bei Stoffwechselstörungen wie Fettleibigkeit oder Diabetes mellitus, in der Schwangerschaft oder bei schweren Allgemeinerkrankungen wie Leukämie kann der Candida-Pilz ebenfalls auf gute Vermehrungsbedingungen treffen. Besonders gut gedeiht er bei langfristigem Arbeiten in warm-feuchter Umgebung sowie an Körperstellen und inneren Schleimhäuten, wo er ähnlich gute Wachstumsbedingungen vorfindet.

An oberster Stelle steht hier natürlich der gesamte Verdauungstrakt von der Mundhöhle bis zum After. Bei Säuglingen siedelt er sich auch gerne zwischen den Pofalten und in den Leisten an und bildet eine Form von Windelausschlag. Häufig betroffen ist auch der Genitalbereich, was sich bei Männern in Form einer Entzündung der Eichel (Balanitis), bei Frauen durch milchig-weißen Ausfluß und massiven Juckreiz bemerkbar macht (s. u.). Über die inneren Schleimhäute und den

Blutweg kann sich der Pilz auch weiter ausbreiten und andere Organe wie Gallengänge, Herz oder Atemwege befallen. Viele Symptome und Folgeerscheinungen einer Candidose treten erst durch die Stoffwechsel- und Verwesungsprodukte der Pilze, die sogenannten Pilzgifte, auf. Dazu gehören beispielsweise Allergien, Bronchialasthma, häufige Erschöpfungszustände, Depressionen, Diabetes, Kopfschmerzen, Neurodermitis, Gelenkleiden, Gedächtnisschwäche oder auch Schlafstörungen.

Da das Gedeihen und die Vermehrung von Pilzen stark von der Lebens- und Ernährungsweise des Betroffenen abhängt, sollten Sie vor allem einige einfache Regeln beherzigen: Da Hefepilze vorwiegend von Kohlehydraten und Milcheiweiß leben, müssen Sie unbedingt auf Zucker und alle zuckerhaltigen Nahrungsmittel und Getränke verzichten. Dies gilt leider auch für Honig und sogar für süße Früchte. Brot, Gebäck (insbesondere aus Weißmehl) und Kartoffeln sind genauso zu reduzieren wie Alkohol und Kuhmilch, beziehungsweise daraus hergestellte Erzeugnisse. Besser verträglich sind meist Schaf- und Ziegenmilch sowie Produkte aus Sojamilch.

Spezielle Behandlungsmethoden für die jeweiligen Erkrankungen finden Sie auf den folgenden Seiten, innerlich sollten Erwachsene in jedem Fall täglich und über mehrere Wochen hinweg folgende Trinkkur machen: Kochen Sie sich täglich einen Liter Lapacho-Tee oder grünen Tee, den Sie über den Tag verteilt trinken, und geben Sie in jede Tasse zusätzlich 15 Tropfen Aloe-vera-Frischzellenextrakt sowie je 3 Tropfen wäßrige Teebaumöl- und Propolislösung. Auch Grapefuitkern-Extrakt hat sich in Langzeitstudien als äußerst wirksames Mittel gegen Candida erwiesen. Nehmen Sie dazu 2mal täglich jeweils 5 Tropfen auf 250 ml Wasser. Empfohlen wird eine Behandlung, bei der die Dosis über mehrere Wochen hinweg alle 8 Tage um je einen Tropfen pro Gabe gesteigert wird.

Balanitis

Eine Entzündung der Eichel und/oder der Vorhaut des männlichen Gliedes wird meist durch den Erreger Candida albicans hervorgerufen und beim Geschlechtsverkehr übertragen. Deshalb ist es immer wichtig, beide Partner zu behandeln. Weitere Auslöser sind Bakterien und andere Mikroben, die in Harnresten Gärungsprozesse in Gang bringen können. Gefördert wird die Erscheinung in jedem Fall durch eine bestehende Zuckerkrankheit. Hauptsymptome sind Rötung, Juckreiz sowie ein weißlicher Belag auf der Schleimhaut. Ohne Therapie beginnt in chronischen Fällen sogar die Vorhaut allmählich zu schrumpfen.

Balanitis läßt sich behandeln, indem folgende Lösung mehrmals täglich auf den betroffenen Bereich aufgetragen wird: In ¼ Liter abgekühlten Ringelblumentee geben Sie je 5 Tropfen Teebaum- und Bergamottöl. Das Gemisch bitte vor Gebrauch gut schütteln.

Bartflechte (Tinea barbis)

Bilden sich in der Bartgegend kleine rote, scharfbegrenzte und runde Entzündungsherde auf schuppiger, wunder Haut, so handelt es sich meistens um eine Fadenpilzerkrankung, eine Trichophytie, bei der auch die Haare selbst befallen sein können. Verschlimmert wird der Zustand der Haut in jedem Fall durch die Rasur. In erster Linie muß hier alles getan werden, um die Haut zu beruhigen, damit sie sich selbst regenerieren kann. Verzichten Sie deshalb unbedingt auf scharfe, alkoholhaltige Rasierwasser und konventionelle Seifen, die die Haut nur noch mehr reizen und austrocknen. Zum Waschen geben Sie dagegen jeden Morgen auf 2 Liter warmes Wasser je 4 Tropfen Bergamott- und Teebaumöl sowie einen

Spritzer naturtrüben Apfelessig oder Hamamelisextrakt. Die Lösung möglichst auf der Haut antrocknen lassen. Danach wird das betroffene Areal mit Aloe-vera-Gel, dem 1 bis 2 Tropfen Grapefruitkern-Extrakt beigemischt wurden, dünn bedeckt. Wenn die Haut vor Trockenheit spannt, kann anstatt des Gels auch Jojoba- oder Mandelöl verwendet werden, worin wiederum je ein Tropfen Bergamott-, Lavendel- und Teebaumöl gelöst werden.

Darmmykosen

Auf Pilzbefall, wie der durch Candida albicans verursachte, deuten heute schon fast die meisten Beschwerden im Verdauungstrakt. Gefördert wurde die Infektion häufig durch vorhergehende Antibiotikabehandlung, schwerwiegende Allgemeinerkrankungen oder durch falsche Eßgewohnheiten, wodurch sich eine Unausgewogenheit innerhalb unserer Darmflora sowie im Säure-Basen-Verhältnis unseres Darms ausbildet. Nicht gerade unerheblich sind allerdings auch psychische Faktoren und nervöse Erscheinungen bei der Entwicklung einer Pilzerkrankung. Primär sollten Sie Ihre Lebens- und Ernährungsgewohnheiten wie im Kapitel »Candidamykosen« beschrieben in einigen wichtigen Punkten umstellen. Verzichten Sie zusätzlich auf Alkohol, Kaffee und Nikotin, oder besser noch, machen Sie eine richtige »Anti-Candida-Fasten-Kur«, bei der es grundsätzlich um das Entschlacken der »Zu- und Ablaufleitungen« geht. Dazu benötigt unser Organismus übrigens unsere ganze Aufmerksamkeit und eine positive Einstellung. Gleich am ersten Fastentag, wie auch an jedem weiteren, wird eine Bittersalz- oder Glaubersalzspülung durchgeführt. 20 bis maximal 40 g des Salzes lösen Sie dazu in etwa 300 ml warmem Wasser auf und trinken die Lösung zügig. Anschließend bereiten Sie sich einen Cocktail aus je 50 ml Aloe-vera-, Weizengras- und

Zitronensaft, 4 Tropfen Grapefruitkern-Extrakt sowie ¼ Liter stillem Mineralwasser. Eine halbe Stunde später gibt es einen altbewährten Entsäuerungstrunk, das Kartoffelwasser. Dazu wird bereits am Vorabend eine große Kartoffel gereinigt und gewürfelt, mit einer Prise Meersalz bestreut und mit ¼ Liter Wasser bedeckt. Das Ganze über Nacht bei Raumtemperatur ziehen lassen und am nächsten Morgen trinken. Die Kartoffel selbst kann zu einer dünnen Suppe weiterverarbeitet werden. Eine Alternative zu Kartoffelwasser wäre ein Gemüsesaft, idealerweise aus Gurke, Sellerie, roter Bete und Rettich, dem 3 bis 4 Tropfen Oliven- und Oreganoöl sowie etwas frisch geriebener Meerrettich beigemischt werden.

Einen heilsamen Effekt haben hier außerdem grüner Tee und Lapacho-Tee. Von beiden sollten Sie täglich 1 bis 2 Tassen trinken. Bei Hungergefühl schafft gesunder Matetee aus Südamerika Abhilfe. Er gibt Ihnen, wie übrigens auch grüner Tee, neuen Schwung.

Als Energielieferanten sollten Sie sich außerdem die Spirulina-Alge in Pulver- oder Tablettenform besorgen. Sie stellt eine basische Vollwertnahrung mit bis zu 70 % sofort verdaubarem Eiweiß und einem hohen, sehr heilsamen Chlorophyllgehalt dar. Sie ist eine wahre Vitamin- und Mineralstoffquelle, die in Apfel-, Beeren- oder Gemüsesaft eingerührt ebensogut schmeckt wie in Gemüsebrühe. Ihr reinigender Effekt wird zusätzlich durch frisch geriebenen Meerrettich oder Preßsaft aus Brunnenkresse verstärkt.

Fußpilz (Tinea pedis)

Infektionen der Zehenzwischenräume, die langfristig auch auf Fußsohle, Fußrücken und Nägel übergreifen, werden meist durch Fadenpilze verursacht und weiterhin begünstigt durch zu enge, luftundurchlässige Strümpfe und Schuhe aus synthetischen Materialien. Hauptsächliche Ansteckungsgefahr besteht in Umkleidekabinen, in Schwimmbädern, Schulen oder wenn gleiche Handtücher und Kleidungsstücke von mehreren Personen benutzt werden. Wer aggressive Seifen und antibakterielle Cremes verwendet, fördert die Ansiedelung der Pilze zusätzlich, da die natürliche Hautflora und der Haut-pH-Wert dadurch aus dem Gleichgewicht geraten. Die betroffenen Hautpartien sind im allgemeinen gerötet, aufgequollen, rissig oder schuppig und zeichnen sich durch einen unangenehmen Juckreiz aus. Gelegentlich entstehen um die Zehen und auf den Fußsohlen kleine nässende Entzündungsbläschen.

Die oberste Regel ist, die Füße täglich sorgfältig zu waschen, anschließend stets gut trocken zu halten und möglichst häufig offenes Schuhwerk zu tragen, um ihnen Gelegenheit zum »Atmen« zu geben. Mit natürlichen Antibiotika läßt sich diese hartnäckige, ansteckende Hautinfektion wirkungsvoll therapieren. Machen Sie täglich Fußbäder, denen Sie jeweils 3 Eßlöffel Aloe-vera-Saft sowie jeweils 5 Tropfen Grapefruitkern-Extrakt, Teebaum- und Bergamottöl zugeben. Aloe-vera-Gel, dem einige Tropfen Teebaumöl, Knoblauchsaft oder Grapefruitkern-Extrakt zugefügt werden, eignet sich hervorragend zum Einbalsamieren der erkrankten Hautbezirke. Wie oben beschrieben, bietet sich auch Bohnenkrautöl zur Behandlung von Fußpilz an. Eine Mischung aus einem Eßlöffel Olivenöl und 5 Tropfen Bohnenkrautöl genügt für den täglichen Gebrauch. Auf befallene Nägel geben Sie die wirksamen Öle einfach pur.

Mundsoor

Unter diesem Begriff versteht man eine Candidainfektion der Mundschleimhaut, die vor allem nach Antibiotikabehandlung bei Säuglingen und im Alter in Erscheinung tritt, wenn Zahnprothesen getragen werden. Die Schleimhaut ist dabei gerötet und zeigt grauweißliche, stippchen- bis flächenförmige Beläge auf Gaumen, Wangen und Zunge, die sich häufig bis in die Mundwinkel ausbreiten. Die Krankheit kann von der Mundhöhle sogar auf die gesamte Schleimhaut der Speiseröhre und den weiteren Verdauungstrakt übergreifen und dort schlimme Entzündungen hervorrufen. Meist finden sich dann kleine rote Pusteln um den After des Babys.

Zur Behandlung von Kleinkindern sollten Sie vorrangig auf die hervorragende Wirkung mancher Kräutertees zurückgreifen, aber bitte ungesüßt! Hier bieten sich vor allem Lapacho-Rinde, Ringelblume, Lavendelblüten, Oregano und Thymian an. Verdünnen Sie außerdem Teebaumöl mit der gleichen Menge Wasser, und tragen Sie die gut verschüttelte Lösung mit einem Wattestäbchen auf die infizierten Stellen auf. Wiederholen Sie dies mehrere Tage lang möglichst oft.

Für Erwachsene bietet sich Grapefruitkern-Extrakt zur gleichartigen Behandlung an. Das Mischungsverhältnis beträgt hier allerdings 1 zu 10. Gurgeln Sie zudem häufig mit einer wäßrigen Lösung aus beidem. In diese Mischung passen noch Propolisextrakt, Bergamott- und Thymianöl sowie ein Spritzer Zitronensaft. Da sich der Pilz vermutlich weiter ausgebreitet hat, sollten Aloe-Saft und Grapefruitkern-Extrakt auch innerlich mit Lapacho-Tee eingenommen und strikte Diät gehalten werden. Verzichten Sie unbedingt auf scharf gewürzte und süße Speisen, und essen Sie nicht zu heiß, um die Schleimhaut nicht zusätzlich zu reizen. Naturjoghurt mit Leinsamen oder Heilerde dienen der Schleimhautpflege.

Nagelbettentzündung

Eine chronische Entzündung der Haut um und unter einem Finger- oder Zehennagel wird fast immer durch eine Pilzinfektion hervorgerufen und durch Arbeit in feuchtem Milieu oder durch scharfe Putz- und Reinigungsmittel gefördert. Sie zeichnet sich insbesondere durch eine schmerzhafte Schwellung des Nagelwalls und der Fingerkuppe, eventuell mit Eiterbildung, aus. Sofern die Infektion tief unter den Nagel vorgedrungen ist, entfärbt sich die unter dem Nagel gelegene Haut zunehmend. Der Nagel wird schließlich dick, furchig und verformt sich.

Als äußerst wirkungsvoll hat sich bei der Bekämpfung dieses sehr hatnäckigen Leidens wiederum Teebaumöl erwiesen. Lassen Sie die betroffenen Nägel mehrmals täglich für einige Minuten in reinem Teebaumöl weichen, und massieren Sie es auch in das Nagelbett ein. Hilfreich sind auch Fingerbäder für 5 bis 10 Minuten in einem Glas Lapacho-Tee mit 10 Tropfen Grapefruitkern-Extrakt. Diese Prozeduren müssen Sie so lange vornehmen, bis sich die Infektion vollkommen zurückgebildet hat.

Nagelpilz

Zwar wurde diese äußerst hartnäckige Erkrankung der Nägel bereits in den vorhergehenden Kapiteln erwähnt, ihr soll aber aufgrund ihrer Häufigkeit nun noch ein eigener Abschnitt gewidmet werden. Hervorgerufen wird Nagelpilz durch Schimmel-, Faden- oder Sproßpilze. Starker Fußschweiß, Durchblutungsstörungen an Fingern und Zehen, das Tragen von Gummischuhen und -sohlen sowie Maniküreverletzungen oder zu häufiger Kontakt mit Wasser oder aggressiven Waschsubstanzen fördern die Erkrankung. Nach und nach kommt es zu einer gelblichen Verfärbung und Verdickung des Nagels. Im Endstadium kann er sogar abfallen.

Grundsätzlich empfehlen sich bei Nagelpilzerkrankungen geeignete hygienische Maßnahmen mit desinfizierender Wirkung. Machen Sie deshalb mehrmals täglich Nagelbäder in 50%iger Essiglösung (am besten eignet sich naturtrüber Apfel-

essig aus kontrolliert biologischem Anbau), in die Sie zusätzlich 2 bis 3 Tropfen Grapefruitkern-Extrakt geben. Anschließend gibt man Teebaumöl unverdünnt auf die betroffenen Nägel und massiert es gut ein. Ähnlich wirksam sind ätherische Öle aus Bergamotte, Bohnenkraut oder Zitrone, die sich zur Pflege des Nagels auch mit etwas Olivenöl vermischen lassen. Ebenso können Sie auch mit dem antiseptisch wirksamen Knoblauchsaft verfahren. Um die Einwirkzeit zu verlängern, werden kleine Wattetupfer mit dem Saft getränkt und dann über Nacht auf die befallenen Nägel gebunden.
Da bei jeder Pilzerkrankung auch ohne äußere Anzeichen noch Pilze vorhanden sein können, ist es sinnvoll, die Behandlung auch nach Abklingen aller Symptome noch mindestens eine Woche fortzuführen.

Pilzinfektionen der Vagina

Wie schon erwähnt, stellt Candida eine der Hauptursachen für vaginale Entzündungen dar. Candidainfektionen werden von starkem Juckreiz und von dickem weißem oder gelblichem Ausfluß begleitet. Auch hier bieten sich Sitzbäder als wirksame therapeutische Maßnahme an. Verwenden Sie einen Liter Lapacho-Tee auf 3 Liter warmes Wasser, und geben Sie jeweils 5 Tropfen Bergamott-, Oregano-, Zimt- und Teebaumöl dazu. Ein Eßlöffel Sahne dient dabei als Emulgator und auch zur Schleimhautpflege. Andere nützliche Öle sind Lavendel oder Sandelholz.
Sehr gut eignet sich auch Knoblauch zur Bekämpfung entzündungsauslösender Hefen und Pilze und sollte deshalb in diesem Behandlungsschema nicht fehlen. Gute Heilerfolge werden daher ganz einfach durch das Einführen einer geschälten, an einen Faden gebundenen Knoblauchzehe in die Vagina erzielt. Sie können auch einen Tampon mit Knoblauchsaft trän-

ken und zirka eine Stunde in der Scheide belassen. Knoblauchsaft gewinnen Sie, indem Sie die Flüssigkeit von 5 oder 6 gepreßten Knoblauchzehen durch ein dünnes Baumwolltuch ausdrücken und diesen dann 1:10 mit destilliertem Wasser verdünnen. Zur Haltbarmachung geben Sie zum Schluß noch einen Teil 90%igen Alkohol aus der Apotheke zu.

Innerlich wird folgende antiseptisch wirkende Trinkkur empfohlen: 4 unbehandelte, gereinigte Zitronen werden zusammen mit 50 g geschältem Knoblauch zerkleinert und dann im Mixer durch Hinzugabe von ½ Liter abgekochtem Wasser sowie 10 Tropfen Grapefruitkern-Extrakt zu Brei verarbeitet. Diese Mischung muß nun, unter gelegentlichem Umrühren, einen Tag lang ziehen. Anschließend wird alles filtriert und in ausgekochte Flaschen abgefüllt. Davon nehmen Sie nun 2mal täglich ein Schnapsglas voll ein und essen gegebenenfalls ein Stück Brot dazu so lange, bis alles verbraucht ist.

Darüber hinaus sollten Sie auf nicht zu enge Kleidung wie auch auf Unterwäsche aus Naturmaterialien achten. Synthetische Stoffe begünstigen nämlich ein Mileu, in dem sich Pilze wohl fühlen und sich auch rasch weiter vermehren.

Meiden Sie Kaffee und Alkohol, und trinken Sie dafür 3mal am Tag eine große Tasse Tee, den Sie jeweils aus einem Teelöffel getrockneter weißer Taubnessel und Ringelblume herstellen. Die Kräuter erhalten Sie in der Apotheke und im Reformhaus, oder Sie sammeln sie selbst in freier Natur.

Kopfschuppen

Dieses weitverbreitete und äußerst unangenehme Phänomen ist zwar häufig veranlagungsbedingt, hervorgerufen wird es aber nicht selten durch Candida albicans. Sind die Talgdrüsen außerdem überaktiv, beispielsweise aufgrund chemischer Haarpflegemittel oder zu häufigen Verzehrs eiweiß-, fett- und zuckerhaltiger Speisen, so werden die Haare ungewöhnlich rasch fett, und die Beschwerden nehmen weiter zu. Haarbodensanierung beginnt also mit Darmsanierung (siehe unter »Darmmykosen«) und dem sofortigen Verzicht auf herkömmliche Shampoos und Haarwasser. Vertrauen Sie dagegen auf natürliche Haarpflegemittel.

Mischen Sie 30 Tropfen Teebaumöl mit 50 ml angewärmtem Jojoba-, Kokosnuß- oder Klettenwurzelöl, und massieren Sie es gut in die Kopfhaut ein. Anschließend wird der Kopf für mindestens eine Stunde in vorgewärmte Handtücher eingeschlagen. Am besten wäre es, Sie würden die Mischung über Nacht auf der Kopfhaut belassen, da so die Schuppen gelöst werden und sich Haut und Haar hervorragend regenerieren können. Gewaschen werden die Haare dann mit einem milden Shampoo aus dem Naturkosmetiksortiment, dem auf eine etwa walnußgroße Menge 5 Tropfen Teebaumöl zugegeben werden. Wählen Sie Brennesselshampoo, welches durch seinen Kieselsäuregehalt zusätzlich den gesunden Haarwuchs anregt. Mittlerweile sind bereits verschiedene fertige Teebaumölshampoos auf dem Markt erhältlich.

Als letzte Spülung mischen Sie 3 Eßlöffel Apfelessig auf ½ Liter warmes Wasser. Dies stärkt die Kopfhaut und läßt das Haar nach dem Trocknen besonders schön glänzen, da der im Wasser gelöste Kalk von der Essigsäure gebunden und aus dem Haar gespült wird. Anschließend nicht mehr auswaschen! Um einen positiven Effekt zu erzielen, müssen Sie diese Prozedur unbedingt bei jeder Haarwäsche durchführen.

Als hervorragend mildes Haarwaschmittel hat sich außerdem Mineralerde aus afrikanischem Lavagestein erwiesen. Auch sie ist in Naturkostläden erhältlich und läßt sich beim Anrühren mit warmem Wasser durch die Zugabe von Teebaum-, Bergamott- oder Zimtöl sowie einem lecithinreichen Eigelb in ihrer Wirksamkeit und ihren pflegenden Eigenschaften noch aufwerten.

Wäscherkrätze (Tinea cruris follicularis)

Die Wäscherkrätze bezeichnet volkstümlich eine Fadenpilzerkrankung durch einen speziellen Erreger, das Trychophyton. Besonders verstärkt wird die Infektion während der Sommermonate oder in heißen Klimazonen. Vornehmlich an der Innenseite der Beine tauchen dabei rote, bis erbsengroße, entzündete, schuppende und juckende Knötchen auf. Waschen Sie die betroffenen Stellen nur mit Wasser, dem ein Schuß Apfelessig und einige Tropfen Bergamott- und Teebaumöl zugegeben werden. Anschließend gut trocknen lassen und mit Aloe-vera-Gel, verrührt mit 3 bis 4 Tropfen Grapefruitkern-Extrakt (je nach Ausmaß des infizierten Areals), bestreichen.

Wenden Sie diese Maßnahmen regelmäßig an, so dürfte der Pilz in 2 bis 3 Wochen verschwunden und die Haut wieder verheilt sein. Tragen Sie keinesfalls enge, synthetische Kleidung, und lassen Sie an die wunden Stellen soviel Luft wie möglich. Überdenken Sie Ihre Lebens- und Ernährungsgewohnheiten, und mobilisieren Sie mit ausreichend Bewegung und einer Trinkkur mit Apfelessig und grünem Tee Ihren Kreislauf. Beides entschlackt den Organismus auf eine angenehme Art und Weise und stabilisiert das Immunsystem. Nehmen Sie über mehrere Wochen hinweg 3mal täglich jeweils vor den Mahlzeiten ein Glas Mineralwasser mit 2 Teelöffeln naturtrübem Apfelessig zu sich.

Grüner Tee sollte den säurebildenden Kaffee ersetzen. Bei seiner Zubereitung müssen allerdings ein paar einfache Regeln beherzigt werden: Bevor Sie den Tee aufgießen, lassen Sie das kochende Wasser auf etwa 80 °C abkühlen. Nach chinesischer Art schütten Sie den ersten Aufguß, bei dem nur die Teeblätter für eine Minute mit wenig Wasser bedeckt werden, weg und gießen den Tee ein zweites Mal auf. Dadurch senken Sie den Bitterstoffgehalt des zweiten Aufgusses, der nun zwischen 3 und 5 Minuten ziehen sollte.

Nachwort

Antibiotikamißbrauch ist die Folge einer mit Scheuklappen denkenden medizinischen Richtung: Die Gesamtheit der komplexen Lebensvorgänge wird dabei auf ein einfaches Ursache-Wirkung-Schema reduziert. Die »bösen« Bakterien machen eine Krankheit, also machen wir die bösen Bakterien kaputt.

Diese Vorgehensweise hat erhebliche Konsequenzen, sowohl für die Gesundheit der Spezies Mensch als auch für das gesamte ökologische Gleichgewicht des Planeten Erde. Nun – wir Menschen sind im wahrsten Sinne des Wortes ohnehin Weltmeister darin, ökologische Gleichgewichte zu stören oder sogar zu zerstören. Das geht auch an uns selbst nicht spurlos vorbei.

Ich möchte Sie nicht auf den letzten Seiten dieses Buches mit Wiederholungen langweilen; das meiste über Sinn und Unsinn chemisch definierter Antibiotika und die Möglichkeiten der Natur zur Stärkung der Abwehr und Eindämmung von Infektionen wurde bereits gesagt.

Auf keinen Fall möchte ich Sie dazu verleiten, bei schwerwiegenden Erkrankungen erst einmal selber ein bißchen herumzuprobieren, denn das kann oftmals schlimme Folgen haben. Auch eine biologisch und medizinisch sinnvolle Therapie zur Abwehrstärkung wird bei Menschen, die eine deutliche Immunschwäche haben, unter professioneller Anleitung und Durchführung wesentlich effektiver sein als ein Selbstversuch. Die biologische Medizin und die Naturheilkunde haben ein breites Repertoire an wirksamen Methoden, die unter ganzheitlichen Aspekten die Abwehrkräfte stärken können und damit Antibiotika in 95 % der Infektionsfälle überflüssig machen. Meist genügen dann pflanzliche Heilmittel, um schnell über den Berg zu kommen und nicht im nächsten Moment eine neue Infektion aufzuschnappen.

Antibiotika unterdrücken die Immunantwort des Organismus und erhöhen damit die Gefahr von Wiederholungsinfekten erheblich. Viele Mütter können ein Lied davon singen, z. B. von den 4 , 5mal und öfter pro Jahr auftretenden eitrigen Mandeln ihrer Kinder. Jedesmal bringt ein Antibiotikum die Sache scheinbar schnell in Ordnung – bis zum nächsten Mal. Endpunkt ist dann in der Regel das Herausoperieren der Mandeln. Die Kinder sind um einen wichtigen Bestandteil ihres Immunsystems ärmer, und die Keime toben sich auf geschwächtem Terrain jetzt eben woanders aus!

Es gibt deutliche statistische Hinweise, daß Kleinkinder, die schon vor ihrem zweiten Lebensjahr Antibiotika unnötigerweise einnehmen mußten, später – etwa mit sechs Jahren – anfällig für Asthma werden. Natürlich weisen Hersteller, Händler und Unbelehrbare solche Statistiken als unzuverlässig zurück, aber das ist eine übliche Praxis. Eine Statistik, die ins Konzept passende Sachverhalte bringt, wird unkritisch zitiert, aber wehe, es kommt nicht das gewünschte Ergebnis heraus ...

Antibiotika führen nachweislich zur Resistenz zahlreicher Bakterien, die Infektionen der Luftwege, der Haut, der Harnorgane, des Dickdarms und vieles mehr hervorrufen. Dieses Faktum läßt sich zum Glück nicht mehr wegdiskutieren. Fatal ist nur, daß scheinbar nichts daraus gelernt wurde, daß zahlreiche ältere Antibiotika heute praktisch unwirksam geworden sind. Es werden ständig neue Substanzen entwickelt, die in immer kürzer werdenden Intervallen dasselbe Schicksal ereilt. Antibiotikaforschung ist wichtig, aber der Gebrauch der Mittel muß auf die Fälle beschränkt werden, die ihrer wirklich bedürfen – in unserem ureigenen Interesse.

Stöbert man in der kritischen, medizinischen Fachliteratur, wird man den Eindruck nicht mehr los, daß die hemmungslose Gabe von Antibiotika und einigen anderen Arzneimitteln die Entstehung zumindest eines Teils der sogenannten Zivilisationskrankheiten mit zu verantworten hat. In mehr als drei Viertel der Fälle von chronischem Erschöpfungssyndrom konnte eine amerikanische Studie wiederholten Antibiotikagebrauch in der Vorgeschichte nachweisen. Kein Beweis, aber ein Hinweis!

An den medizinischen Laien, den (hoffentlich) mündigen Patienten ergeht somit die Aufforderung: Schlucken Sie nicht mehr einfach alles, was man Ihnen verabreicht, werden Sie kritisch, fragen Sie nach, ob ein Antibiotikum wirklich notwendig ist. Signalisieren Sie Ihrem Arzt, daß Sie bereit sind, Verantwortung für Ihre und die Gesundheit Ihres Kindes zu übernehmen. In vielen Fällen werden Sie auf große Bereitschaft stoßen, zunächst mit milderen Mitteln auf natürlicher Basis zu behandeln. Niemand kann von Ihnen verlangen, daß Sie eine medizinische Fachkraft werden, aber Gesundheit kann man ohne Eigenverantwortung und aktive Mitarbeit weder wiedererlangen noch erhalten. Die Praxis, eine Infektion so schnell wie möglich zu unterdrücken, um wieder arbeitsfähig zu sein oder einfach die lästigen Symptome los zu haben, birgt enorme Risiken für unsere Gesundheit. Abwehrschwäche, Erschöpfung, Allergien, Neurodermitis, Krebs und viele andere immunassoziierte Erkrankungen scheinen ein Tribut zu sein, den wir an die moderne Leistungsgesellschaft zollen müssen, wenn wir uns nicht bemühen, aus dem Teufelskreis auszubrechen.

Danksagung

● ●

Für die Beratung zu diesem Buch möchte ich mich herzlich bedanken bei Dr. med. Wolfgang Fischer, den Heilpraktikern Ines und Ingo Wunderlich und insbesondere bei dem Heilpraktiker Thomas Karrer, der durch seine Anregungen und Rezepte maßgeblich zur Entstehung dieses Manuskripts beigetragen hat.

ereilt. Antibiotikaforschung ist wichtig, aber der Gebrauch der Mittel muß auf die Fälle beschränkt werden, die ihrer wirklich bedürfen – in unserem ureigenen Interesse.

Stöbert man in der kritischen, medizinischen Fachliteratur, wird man den Eindruck nicht mehr los, daß die hemmungslose Gabe von Antibiotika und einigen anderen Arzneimitteln die Entstehung zumindest eines Teils der sogenannten Zivilisationskrankheiten mit zu verantworten hat. In mehr als drei Viertel der Fälle von chronischem Erschöpfungssyndrom konnte eine amerikanische Studie wiederholten Antibiotikagebrauch in der Vorgeschichte nachweisen. Kein Beweis, aber ein Hinweis!

An den medizinischen Laien, den (hoffentlich) mündigen Patienten ergeht somit die Aufforderung: Schlucken Sie nicht mehr einfach alles, was man Ihnen verabreicht, werden Sie kritisch, fragen Sie nach, ob ein Antibiotikum wirklich notwendig ist. Signalisieren Sie Ihrem Arzt, daß Sie bereit sind, Verantwortung für Ihre und die Gesundheit Ihres Kindes zu übernehmen. In vielen Fällen werden Sie auf große Bereitschaft stoßen, zunächst mit milderen Mitteln auf natürlicher Basis zu behandeln. Niemand kann von Ihnen verlangen, daß Sie eine medizinische Fachkraft werden, aber Gesundheit kann man ohne Eigenverantwortung und aktive Mitarbeit weder wiedererlangen noch erhalten. Die Praxis, eine Infektion so schnell wie möglich zu unterdrücken, um wieder arbeitsfähig zu sein oder einfach die lästigen Symptome los zu haben, birgt enorme Risiken für unsere Gesundheit. Abwehrschwäche, Erschöpfung, Allergien, Neurodermitis, Krebs und viele andere immunassoziierte Erkrankungen scheinen ein Tribut zu sein, den wir an die moderne Leistungsgesellschaft zollen müssen, wenn wir uns nicht bemühen, aus dem Teufelskreis auszubrechen.

Danksagung

Für die Beratung zu diesem Buch möchte ich mich herzlich bedanken bei Dr. med. Wolfgang Fischer, den Heilpraktikern Ines und Ingo Wunderlich und insbesondere bei dem Heilpraktiker Thomas Karrer, der durch seine Anregungen und Rezepte maßgeblich zur Entstehung dieses Manuskripts beigetragen hat.